医院消毒供应中心
实用管理（第2版）

YIYUAN XIAODU GONGYING ZHONGXIN

SHIYONG GUANLI

主 编 高玉华 邱素红 孙雪莹 徐 笑

科学出版社

北 京

内 容 简 介

本书以国家卫生健康委员会颁布的《医院消毒供应中心第1部分：管理规范》《医院消毒供应中心第2部分：清洗消毒及灭菌技术操作规范》《医院消毒供应中心第3部分：清洗消毒及灭菌效果监测标准》和行业标准为依据，系统介绍了医院消毒供应中心的建筑布局与设备设施保障模式、管理制度，以及感染控制、消毒灭菌方法、质量监测和信息化管理等内容，重点阐述了灭菌消毒供应专科技术及操作流程管理，包括回收与分类、清洗、消毒、干燥、检查与保养、包装、灭菌、储存、发放、质量检测等，以帮助医疗单位建立完善的消毒供应中心管理和岗位人员培训。

本书适用于消毒供应中心人员培训学习和参考。

图书在版编目（CIP）数据

医院消毒供应中心实用管理 / 高玉华等主编. —2版. —北京：科学出版社，2023.7
ISBN 978-7-03-075837-8

Ⅰ. ①医⋯ Ⅱ. ①高⋯ Ⅲ. ①医院–消毒–管理 Ⅳ. ①R197.323②R187

中国国家版本馆CIP数据核字（2023）第108690号

责任编辑：郝文娜 / 责任校对：张　娟
责任印制：赵　博 / 封面设计：吴朝洪

科 学 出 版 社 出版
北京东黄城根北街 16 号
邮政编码：100717
http://www.sciencep.com

北京画中画印刷有限公司 印刷
科学出版社发行　各地新华书店经销
*
2023 年 7 月第　一　版　开本：787 × 1092 1/16
2023 年 7 月第一次印刷　印张：13 1/4
字数：290 000
定价：88.00 元
（如有印装质量问题，我社负责调换）

编者名单

主　审　高　远

主　编　高玉华　邱素红　孙雪莹　徐　笑

副主编　王玉玲　赵艳秋　罗　弯　张　宇
　　　　杨红兰

编　者（以姓氏笔画为序）

王玉玲　王莹莹　王朝阳　邓婷婷
甘志连　杨红兰　李　冉　李爱勤
孙雪莹　邱素红　张　宇　张阿惠
张淑敏　陈　强　陈严伟　罗　弯
赵艳秋　徐　笑　高玉华　梁树森
程　颖

前　言

　　消毒供应中心是承担医院所有重复使用的诊疗器械、器具和物品清洗消毒、灭菌及无菌物品供应的部门。其工作质量直接影响全院无菌物品的质量，与医疗安全密切相关，是预防与控制医院感染的重要部门。随着医学技术的不断发展、诊疗手段的不断更新，医疗器械、器具呈现精密性、复杂性变化，消毒供应中心的专科技术面临着更大的挑战，对消毒供应中心从业人员的专业素质也提出了更高的要求。

　　2009 年 4 月卫生部，现国家卫生健康委员会颁布了《医院消毒供应中心第 1 部分：管理规范》《医院消毒供应中心第 2 部分：清洗消毒及灭菌技术操作规范》《医院消毒供应中心第 3 部分：清洗消毒及灭菌效果监测标准》，并在 2016 年进行了修订。这些标准和规范的出台对我国医院消毒供应中心的专业发展和专科建设起到了极大的指导作用，使消毒供应中心的各项工作有章可循、有法可依，消毒供应专业也进入了规范化发展建设时期。

　　解放军总医院消毒供应中心是全军供应室示范基地，承担着为军队医院培训消毒供应中心专科护士的任务。依据国家标准和规范、立足于工作实践、结合本专业发展方向，编写组对 2013 年出版的《医院消毒供应中心实用管理》进行了修订。

　　全书共分 8 章，系统介绍了医院消毒供应中心的建筑布局与设备设施、分区管理、工作程序、消毒灭菌方法与质量监测、各项管理制度、感染控制、信息化管理、分层次人员培训等专科知识，内容囊括了消毒供应中心新的管理理念和管理方法及新知识、新技术，对消毒供应专业人士及其他医务工作者有一定的参考价值。

　　本书在编写过程中，编者查阅了大量相关文献，在此对原作者表示衷心感谢。

　　由于编者水平有限，书中不足之处，敬请广大读者批评指正。

解放军总医院

高玉华　邱素红

2023 年 5 月

目 录

第 1 章

消毒供应中心的建筑布局与设备设施

第一节 建 筑 布 局

一、消毒供应中心选址位置

消毒供应中心以接近手术室、产房和临床科室为宜，与手术室应有物品直接传递专用通道。周围环境应清洁、无污染源，区域相对独立，便于工作内部流水线的组织，避免干扰；内部通风及采光良好，墙壁、天花板无裂隙、不落尘，便于清洗和消毒，地面光滑，有排水道。

医院消毒供应中心的新建、扩建和改建，以国家卫生健康委员会颁布的医院消毒供应中心的管理规范为原则，以提高工作效率、保证工作质量为前提，在经充分论证，达到 WS310.1—2016 要求的基础上选址。

二、消毒供应中心区域设计管理

消毒供应中心区域的建筑面积应符合医院建设的有关规定，兼顾未来发展规划的需求。区域划分为工作区和辅助区。

1. 工作区 包括去污区、检查包装及灭菌区和无菌物品存放区。工作区域划分应遵循以下基本原则。

（1）物品由污染区到清洁区，不交叉、不逆流。

（2）空气流向由清洁区到污染区，去污区保持相对负压，检查包装及灭菌区保持相对正压。采用正压送风的方法，使三区的空气流动方向从洁净度高的区域流向洁净度低的区域。无菌物品存放区 10 ～ 15Pa，检查包装灭菌区 5 ～ 10Pa，去污区 − 5 ～ − 10Pa，生活办公区应低于检查包装灭菌区，高于去污区，有条件的可在无菌物品存放区及检查包装灭菌区安装层流装置。敷料打包间宜单独设置或在清洁区内设实体屏障，通风宜独立循环。

（3）去污区、检查包装灭菌区及无菌物品存放区之间应设实体屏障，设物品传递通道，

1

并设人员出入缓冲间。分别设污染物品接收区及无菌物品发放区。

（4）缓冲间应设洗手设施，去污区工作区域应增设洗手设施和洗眼装置，采用非手触式水龙头开关。无菌物品存放区内不应设洗手池。

（5）工作区域的天花板、墙壁应无裂隙、不落尘，便于清洁和消毒；地面与墙面踢脚及所有阴角均应为弧形设计。电源插座应采用防水安全型。地面应防滑、易清洗、耐腐蚀，地漏应采用防返溢式。污水应排入符合环保要求的医院污水处理系统。

（6）整个布局区域应有明确的标识，安全通道保持畅通，防火装置完善。

（7）工作区域温度、相对湿度、机械通风的换气次数宜符合表 1-1 要求；照明宜符合表 1-2 要求。

表 1-1　工作区域温度、相对湿度及机械通风换气次数要求

工作区域	温度（℃）	相对湿度（%）	换气次数（次 / 小时）
去污区	16 ～ 21	30 ～ 60	10
检查、包装及灭菌区	20 ～ 23	30 ～ 60	10
无菌物品存放区	< 24	< 70	4 ～ 10

表 1-2　工作区域照明要求

工作面（功能）	最低照度（lx）	平均照度（lx）	最高照度（lx）
普通检查	500	750	1000
精细检查	1000	1500	2000
清洗池	500	750	1000
普通工作区域	200	300	500
无菌物品存放区域	200	300	500

2. 辅助区　包括工作人员值班室、更衣室、休息室、办公室、卫生间等。主要功能为保障工作人员必要的休息及学习。

第二节　设 备 设 施

医院应根据消毒供应中心的规模、任务及工作量，合理配置清洗消毒、灭菌等设备及配套设施。配备的清洗消毒、灭菌等设备设施须符合国家有关规定要求。

一、清洗消毒设备设施

1. 合理配置全自动机清洗消毒机，满足对手术器械等的机械清洗消毒工作，清洗消毒机应为双扉设计，确保物品"由污到洁"的强制流向，根据工作需求配置配套的装卸、载车、专用清洗架、清洗筐等。

2. 配置手工清洗站，以满足对手术器械等的手工清洗工作。工作站应配置满足工作需求的清洗槽、压力水枪、压力气枪、超声清洗装置等设施。

3. 根据服务保障任务的需要和特殊器械的清洗需要，可配置软式内镜手工清洗工作站、软式内镜清洗消毒机、减压沸腾式清洗消毒机等专科器械清洗消毒设备设施。

二、灭菌设备设施

1. 高温灭菌设备设施　应配备满足工作需求的压力蒸汽灭菌器，灭菌器应为双扉设计，确保物品"由清洁到无菌"的强制流向，需配置装卸载车架、灭菌篮筐等。

2. 低温灭菌设备设施　根据工作需求可配置过氧化氢低温等离子灭菌器、环氧乙烷灭菌器、低温甲醛蒸气灭菌器等低温灭菌设备及配套的装卸载车架、灭菌篮筐等。

三、其他辅助设备设施

1. 去污区应配有污染器械回收分类台、带光源放大镜、干燥设备设施，如负责软式内镜的清洗工作，应配有手工及机械侧漏装置等。

2. 检查包装及灭菌区应配有带光源放大镜的器械检查台、包装台；干燥设施、器械柜、包装材料切割机、封口机等。纺织类敷料打包台应配有检查光源。

3. 水处理设备设施应提供满足清洗消毒及灭菌工作需要的软化水、纯水用量，质量符合 WS310.2—2016 中的相关要求。

4. 根据工作岗位的不同需要，需配备非手触式洗手、干手设施，个人防护用品配置齐全，包括护目镜、口罩、面罩、帽子、防护手套、防水衣或防水围裙、防护鞋等；在去污区应配置洗眼装置。

建立健全各项规章制度，明确岗位职责，实施规范的管理和严格的质量控制，保障灭菌物品的供应质量。

第 **2** 章

消毒供应中心的管理制度

第一节 消毒供应中心的行政制度

一、工作区域内管理

根据区域划分，定岗、定编，明确管理职责，各供应部负责人和其他人员应积极协助管理工作。

1. 工作区环境管理：应保持安静、清洁、整齐、干燥；定期进行卫生清扫，有污物应随时清理；各区仪器设备、操作台、器械柜、搬运工具定位摆放，整齐规范，标识明确，物流通道应保持关闭状态。

工作人员应经缓冲间更衣、换鞋、洗手后再进入各区域；各区人员相对固定，不得随意相互跨区；各类人员应严格遵守标准预防的原则，正确选用个人防护用品，确保职业安全，标识清楚，器械由污染到清洁，不交叉、不逆流。

2. 安全管理：严禁携带易燃、易爆等危险品及各种动物入内；各供应部负责人应负责安全检查，每位工作人员知道灭火器、消防栓的放置位置，掌握灭火器和消防栓的使用方法，熟悉紧急疏散路线。

3. 工作人员管理：进入工作区的人员应讲文明礼貌，做到"四轻"（说话轻、脚步轻、动作轻、关门轻），禁止大声喧哗和使用手机；不准随意在操作台上、墙上乱写乱画、乱贴条等。不准随地吐痰及乱扔废弃物，自觉维护操作区内卫生。工作时间原则上不会客，不得随意把亲友、儿童带入工作区；不准在操作区内聊天、打闹、用手机、干私活、吃东西、看非医学专业书报、杂志等。严禁外来人员使用浴室，下班的非值班人员不宜在科室内逗留。

4. 物品管理：专人负责定期盘点物品，做到账物相符、有详细出入明细并有记录。应加强器械、设备、耗材、运送工具、营具等的管理。管理人员变动时，应办理交接手续并记录。工作人员应熟悉各类器械、器具、器材的性能、材质、用途，熟知如何进行清洗、消毒、保养、装配包装及灭菌方法，并定期维护保养。

5. 建立与相关科室的联系制度，定期征求临床科室意见及建议，遇到问题实时进行沟通并分析原因、进行改进，达到质量的持续提高。

二、工作人员请假、销假管理制度

1. 全体人员均应遵守医院的各项行政管理制度，科室领导定期组织全体人员学习法律法规、规章制度、岗位职责、技术操作程序、清洗消毒及灭菌监测标准等。督促全体人员自觉规范行为，培养慎独精神，不断提高工作质量和服务质量。

2. 工作人员因公外出或参加学术活动等，需逐级上报，经护理部批准并备案。

3. 工作人员休病假需持医院门诊或急诊科出具的病假证明，经护士长批准后方可休息；病假日期从证明开具起计算。

4. 1 年内病假时间累计超过规定的休假天数者，均不再享受当年休假待遇。

5. 请事假 1～2 天者需由护士长批准；3 天以上由护理部主任批准。

6. 护士长休假必须提前报护理部，批准后方可休假。

7. 凡在休假期间遇上节假日，不再另外补假。

8. 拟到外地休假的人员，必须事先打报告，经护士长批准后方可休假；休假报告中应注明休假的时间、地点、联系电话等。

9. 生育子女可享受 180 天产假（不含本年度休假时间），孩子 1 岁以内不安排值夜班，每天给予 1 小时喂奶时间。（按照最新的生育政策）

10. 妊娠满 7 个月（满 28 周），不再参加值班。

11. 晚婚假等按有关规定执行。

12. 工作人员 1 周工作时间满 5 天者，安排 2 天休息；1 周工作时间满 3 天者，安排 1 天休息；1 周工作时间不足 3 天者，不安排休息日。

13. 逢"春节""五一""十一"等法定节假日时，护士须值班 1 天以上方可享受节日假。

14. 因工作原因欠休时，补休应服从工作需要，不得安排连续补休或合休；护士长要根据实际情况及时安排补休，欠休一般不应超过 3 天。

三、值班管理制度

1. 单独值班人员应全面掌握消毒供应中心各项工作；新来院工作人员和进修护士经培训、临床带教、考核合格后，由护士长报护理部进行资质审批，审核合格者方可单独值班；未取得资质批准的人员一律不得单独值班。

2. 消毒供应中心 24 小时均设值班人员。值班人员必须精力集中，坚守岗位，履行职责，认真、如实地填写值班记录。

3. 未经交接班，值班人员不得擅自离开岗位，以确保供应工作不间断。严格按规范执行各项操作流程。

4. 值班组长要按时督促、检查、协调各岗位人员的工作，发现特殊情况要及时向护士长报告。

5. 值班人员要按时完成各班工作量，认真执行查对制度，防止差错、事故，负有指导实习生、进修护士和卫生员工作、进行科室管理的责任，并积极参加科室紧急情况的处理工作。

6. 节假日增设听班人员，听班人员应每天上午到科协调工作，检查各班工作情况并与科室保持有效的联系，遇到突发情况能及时到位。

7. 值班组长应认真在值班交班本上记录值班情况，值夜班人员认真记录夜班工作情况。

四、交接班管理制度

1. 交班

（1）每周一早上8：00全体人员参加进行科室大交班；每天早上7：30夜班人员与白班人员进行工作交接班，接班人员应查看夜班记录，其他时间的交班人员与接班人员按照程序认真交接。

（2）交班人员应整理好各种物品，做好各种记录，检查各项工作完成情况，防止错误或遗漏。

（3）交班内容：①去污区。回收器械的数量、质量、回收登记单、清洗机，水、电、计算机等运行情况。②检查、包装及灭菌区。待包装器械、灭菌设备（高温、低温）的运行及BD实验、批量监测、生物监测的情况，水、电、气情况，计算机及各种登记等情况。③无菌物品存放区。各种无菌物品的数量、失效期、借条、欠条、计算机、手持机及各种记录等。

（4）节假日值班组长、值夜班人员应在交班本上详细记录当时值班所完成的工作量、人员到岗情况、设备运行情况。下班时对卫生、门、窗、水、电、气的检查情况，各组人员下班离科情况，值班中出现的异常情况及上级或相关科室通知（电话通知）等。对值班中出现的情况次日应给当班者及护士长当面交班。

2. 接班

（1）接班人员做好接班前准备：着装整齐、仪表端庄、精神饱满。

（2）参加交班，精力集中，认真听取交班人员所交的各项情况。对交接内容有疑问的应主动提出，以明确情况。

（3）当面查对、清点应交的物品、器材，进行登记签名。

（4）交接班要认真仔细，接班人员接班后要对职责范围内的一切工作问题负责。

五、沟通协调制度

加强与临床各科室的沟通与协调，增强服务意识和质量意识，规范服务行为。满足各临床科室的供应物品数量、质量的需求。每月定时发放意见征求表，对提出的意见、建议及时讨论分析，制订改进措施，专人跟踪改进落实情况。

有计划地申报物资采购计划，急需物品与物资管理部门联系，妥善解决。做好设备器材的保养和维修记录，随时与设备维修部门保持联系，定期向上级部门汇报工作情况。

六、参观接待制度

　　所有来访同行均需在护理部申请，得到明确接待指示后方可接待，同时，登记来访人员的单位、人数及参观时间有专人接待，科室其他人员不得私下接待任何来访人员。所有参观人员均需遵守消毒供应中心各区出入流程和防护标准。接待过程中应遵守医院和科室相关制度及相关保密原则，不能准确回答的问题应及时向上级反馈。参观过程中参观人员提出超越预定接待项目的应向上级请示后再做出决定。对参观人员在参观过程中提出的建议、意见应做出解释，并做相关记录。

第二节　查对管理制度

　　各岗位查对要认真细致，相互把关，记录详细，保证供应物品的质量。

　　1. 去污区　回收时应使用条形码追溯系统进行回收信息记录，记录内容包括回收的科室、人员，回收器械包名称、数量，回收人员、回收时间等信息。工作人员应查对器械的数量、器械的性能等内容。

　　2. 检查包装区　①器械的功能质量、清洁度检查：查对清洗消毒后的器械数量、质量、洁净度、是否干燥；②器械包检查：包括包装前检查、包装时核查、包装后检查包内所有的物品数量和质量，查对包外条码标签上的名称、灭菌日期、失效期等信息是否正确，并经二人查对。

　　3. 灭菌区　查对待灭菌包的数量、包装完整性、包外条码标签的灭菌时间、失效时间等信息，以及灭菌过程中的参数曲线和打印记录等。

　　4. 无菌物品存放区　应查对无菌物品的数量、包装完整性、包外条码标签的变色、是否干燥、批量卡变色情况、无菌包的名称、灭菌日期、失效期等追溯信息正确。

　　5. 一次性无菌物品库房　物品入库时应查对一次性无菌器材的名称、规格、数量、生产日期、灭菌方法、灭菌日期、产品标识、失效期、产品检验合格证等。物品出库时应查对一次性无菌器材的数量、名称、规格、生产日期、失效期、包装完整性；发放时应使用条形码追溯系统进行发放、记录，内容包括请领科室、请领人、器械名称、数量、发放人、发放时间等信息。

　　6. 下送一次性无菌器材　下送人员在库房请领时应按请领科室总数查对一次性无菌器材的品名、数量、规格、失效日期、包装的完整性，再装下送车；发放时应认真按病区申请单查对病区的名称、日期及发放一次性无菌器材的品名、数量、规格、失效日期、包装完整性，双方进行核对并签名。申请单一式两份，科室与消毒供应中心各保留一份。

　　7. 下收污染器械包　使用移动式手持机进行回收信息记录，记录内容包括回收的科室、人员，污染器械包名称、数量，下收员，下收时间等信息，与病区护士核对器械包种类和数量。

　　8. 下送无菌器械包　使用移动式手持机进行下送信息记录，记录内容包括下送的科室、接收人员，无菌器械包名称、数量，下送员、下收时间等信息，下送无菌器械包时应与病区护士核对器械包种类、数量，并检查包装的完整性和失效日期等。

第三节 消毒供应物品的召回与缺陷管理制度

一、灭菌器械物品召回制度

实施召回制度体现了质量监测管理的规范性和质量控制的有效性，建立完善的质量追溯管理，才能实施无菌物品召回制度；从实施物品的召回直至问题的解决，是一个质量持续改进的过程。召回制度是无菌物品安全使用的保障。

召回包括主动召回和被动召回。主动召回（批次召回）是召回同批次问题物品（生物监测不合格）；被动召回（单件或批次召回）是召回单件问题物品（包内卡不合格、湿包）、同批次多个问题物品（包内卡不合格、多个湿包等）、无菌包外标识错误信息（效期标识）。

1. 召回流程

（1）发现问题物品后根据物品灭菌过程的记录、发放记录，查找该批次灭菌不合格物品的流向。

（2）确定发放科室后，立即通知停止使用该物品或批次物品，并由消毒供应中心人员集中回收处理。

（3）批次召回应包括发出或未发出的无菌物品。同时召回上次生物监测合格之后所有的灭菌物品。

（4）记录相关召回物品信息：包括物品日期、时间、名称、数量、来源科室、处理方式、签名等。记录已使用的不合格物品的名称、数量、相关科室、患者信息等。

（5）召回报告：包括召回原因、问题查找、处理结果、预防措施、统计数量（物品的种类、名称、数量）、记录处理过程（如重新处理或销毁）。

2. 消毒供应中心自查制度

（1）重新校验灭菌器的参数是否设置正确，根据灭菌运行记录、质量监测记录，检查灭菌流程（灭菌装、卸载）、物理参数和运行程序等的规范性。

（2）根据包外标识的变化确认物品包装流程及包装材料的规范性，根据湿包检查记录，进行物品装载与码放等规范操作及蒸汽质量的确认。

（3）使用灭菌效果监测产品来监测灭菌效果和质量，依据分析结果，总结经验，制订改进措施。

（4）灭菌器出现问题时应及时维修，并对大修后的灭菌器进行3次生物监测，3次均合格后该灭菌器方可使用。

（5）设备设施出现问题时应进行逐项排查（管路、水、电、气、零部件等），找出问题，进行维修。

（6）人员操作问题：应加强灭菌流程的规范操作培训，严格执行操作规程，召回物品按照污染物品处理，遵循清洗—消毒—包装—灭菌操作原则。

二、一次性耗材不合格品召回制度

一次性无菌器材应建立入库日期、名称、规格、数量、生产企业、生产批号、灭菌日期、失效日期、发出日期、发放科室、发放数量等可追踪的发放记录。

1. 入库前查对。入库前应查对一次性无菌器材的检测报告，合格后才可办理入库手续。

2. 发放后，在临床上出现漏气、漏液、霉变、包装破裂、针尖脱落、颜色变化等问题时，应追踪是否是批次问题，核实后立即召回该批次产品，更换合格品，并向相关部门汇报召回范围及数量、发生经过和处理过程。

3. 质量监测员随时收集内部、外部的产品不良信息，对反映的问题应立即进行追查核实，证实后应立即纠正，并向科室领导汇报。

三、缺陷管理制度

1. 工作人员必须有高度的责任感，遵守医院规章制度，认真履行岗位职责，严格遵守各项规章制度和技术操作流程。

2. 科室成立质控检查小组和安全管理小组，制订并落实各种缺陷防范制度和应急预案，护士长、组长和质控监测员应严格把好质量关，加强质量监控。对薄弱环节和关键岗位重点监控，出现问题及时妥善处理。

3. 出现缺陷问题，当事人应及时报告并采取有效补救措施。及时对缺陷问题进行分析、讨论，明确责任，及时整改，促进质量持续改进。

第四节　报告与记录文书管理制度

一、报告管理制度

发生各类工作问题时，当班人员或值班人员应及时向护士长及组长如实报告，护士长及组长要对发生的问题进行分析，及时进行沟通，根据不同问题采取有效措施积极处理。

1. 属于工作人员服务态度问题，教育当事人提高认识并向临床医护人员赔礼道歉，取得医护人员的谅解及信任。

2. 属于医疗器械质量问题，积极调查发生问题的根源，及时调换物品以保证临床正常工作。

3. 属于一次性医疗器材问题，应及时向器械处报告，并保留出现问题的器材，以便追查原因。

4. 属于后勤班组工作质量和维修问题，应及时请相关人员到现场给予解决，并将维修情况如实记录。

5. 发生差错或事故时，护士长应积极采取补救措施，避免对患者产生不良后果，指导当班人员对问题进行妥善处理，并及时报告上级部门（护理部）领导。在履行口头报告程序后，由护士长对发生的差错或事故及时组织科室相关人员进行讨论，必要时全科人员参加，提出处理办法及整改措施。护士长填写问题报告表，说明问题发生的时间、经过、缘由和后果，以及处理与整改措施，上交护理部。

6. 护理部要及时组织有关人员对发生的问题进行讨论和定性，制订整改措施，提出指导意见，报院领导及机关有关部门。

二、记录文书管理制度

监测资料是消毒供应中心的原始记录，是管理、追溯、科研和法律依据，需妥善保管，以备查询，资料要完整、齐全、具有连续性。因此对记录文书必须认真核实。

监测资料包括 B-D 测试记录、工艺监测记录、化学监测记录、生物监测记录、一次性无菌物品验收记录、其他质量追溯记录等，保存期限为 3 年，清洗监测资料保存半年。

1. 监测资料以书面文书记录，由当班人员在规定的时间内完成，正楷字体书写，应做到"四要"，即书写要完整、字迹要清楚、记录要及时、要运用专科术语。各种记录内容要求客观、真实、准确、及时、完整，不能涂改，签名处要签全名，每个月底将各种记录文书整理检查后集中保存。

2. 护理部定期对科室各种文书进行检查，护士长定期对各工作岗位的相关文书记录进行抽查，并与个人考评挂钩。文书按要求保存在规定地点，由专人负责管理，超过保存期限销毁时，应有销毁记录。

第五节 设备管理制度

1. 仪器设备严格使用登记制度，新进仪器设备在使用前要组织科室专业人员进行培训，了解仪器的构造、性能、工作原理和使用维护方法，方可独立使用。凡初次操作者，应在熟悉该仪器的工作人员指导下进行。设备需专人管理，认真检查保养，保持良好状态，随时开机可用。

2. 使用仪器前应判断其技术状态确实良好，使用完毕应将所有开关、手柄放在规定位置，仪器使用人员要严格按照操作规程进行操作。不得随意挪动仪器，操作过程中操作人员不得擅自离开，发现仪器运转异常时应立即查找原因，及时排除故障，及时汇报，必要时应请相关部门维修，严禁仪器带故障和超负荷使用和运转。

3. 仪器设备的附件、说明书一定要保持完整无缺，即使破损失灵部件，未经相关部门同意亦不得任意丢弃。管理人员要经常检查仪器状态，若发现仪器损坏或发生意外故障，应立即查明原因和责任，如违章操作所致，要立即报告相关部门，视情节轻重进行赔偿或进一步追究责任。仪器设备间内应保持整齐，下班前仔细检查门、窗、水、电是否关闭，以确保安全。

第六节　医疗废物的管理

一、医疗废物的分类

在医疗、预防、保健、科研、教学及其他相关活动中产生的具有直接或间接传染性、毒性及其他危害性废物具体分为如下几类。

1.一次性塑料和橡胶用品　包括一次性使用的注射器、输液器、扩阴器、输液管、引流管、引流袋、血袋、胃管、鼻饲管、吸氧管、吸痰管、肛管、试管、尿杯、手套、指套及其他体外循环血液透析用品等。

2.一次性纸用品　包括一次性使用的标本盒、口杯、纸巾、尿布、检查垫、尸体单、妇科用品、口腔治疗盘等。

3.化验室废物　包括培养基、溶剂、酸碱、药液、检验样品等化验室废物。

4.手术污物　包括各种手术中产生的人体肢体及组织残物、脓性分泌物、污血、沾污床垫和布单等。

5.废弃的实验动物标本和人体病理标本　在医学研究与实验过程中产生的实验动物尸体和器官，以及病理科产生的废弃人体病理标本。

6.敷料　在门诊、病房、实验室、化验室产生的废棉签、绷带、纱布、垫料等。

7.过期废药品　药库和药房过期或失效的西药片剂、针剂、粉剂、油膏等。

8.不可燃废物　包括玻璃、金属、搪瓷制品等。

9.其他　污水及污泥等。

二、医疗废物的分类收集

1.医疗废物产生地点应当有医疗废物分类收集方法示意图或文字说明。

2.根据医疗废物的类别，将医疗废物分置于符合《医疗废物专用包装物、容器的标准和警示标示的规定》的包装物或容器内。

3.盛装医疗废物前，应当对医疗废物包装物或容器进行认真检查，确保无破损、渗漏和其他缺陷。盛装的医疗废物达到包装物或容器的3/4时，使用紧实、严密的封口方式进行封口。

4.感染性废物、病理性废物、损伤性废物、药物性废物及化学性废物不能混合收集。少量的药物性废物可以混入感染性废物，但应当在标签上注明。

5.医疗废物中病原体的培养基、标本和菌种、毒种保存液等高危险性废物，应当现行压力蒸汽灭菌或化学消毒处理，然后按感染性废物收集处理。

6.隔离的传染病患者或疑似传染病患者产生的具有传染性的排泄物，由传染科的工作人员进行严格消毒，达到国家规定的排放标准后方可排入污水处理系统。

7.隔离的传染病患者或疑似传染病患者产生的医疗废物应当用双层包装物包装，并及时密封。

8.已放入包装物或容器内的感染性废物、病理性废物、损伤性废物不得取出。

9.药物性废物由药剂科统一回收，集中处理。

三、医疗废物的运送与交接

1.运送人员每天从医疗废物产生地点将分类包装的医疗废物按照规定时间和路线运送至指定的暂时储存地点。

2.运送医疗废物需使用防渗漏、防遗撒、无锐利边角、易于装卸和清洁的专用运送工具；每天运送工作结束后，需及时对运送工具进行清洁和消毒。

3.禁止本院工作人员转让、买卖医疗废物，不得在非收集、非暂时储存地点倾倒、堆放医疗废物，禁止将医疗废物混入生活垃圾和其他废物中。

4.对从事医疗废物收集、运送、储存和处置的工作人员需配备必要的防护用品。

5.医疗废物产生地医护人员和运送人员共同清点废弃物的种类和数量，由运送人员统一记录包括日期在内的相关内容，交接人员分别签名。

四、医疗废物的暂存与登记

1.医疗废物暂存地应有专人负责，不得露天存放，医疗废物暂时储存时间不得超过2天。

2.暂存地点远离医疗、食品加工、人员活动区，防鼠、防蚊蝇、防蟑螂、防渗漏，易于清洁和消毒。

3.暂存地点设有明显的"医疗废物"和"禁止吸烟、饮食"的警示标示。

4.产生和运送医疗废物的部门，对医疗废物的来源、种类、重量或数量、交接时间、最终去向及经办人签名进行登记。登记资料至少保存3年。

五、医疗废物污染应急预案

1.确定流失、泄漏、扩散医疗废物的类别、数量，事故发生时间、影响范围及严重程度，及时报告相关部门。

2.组织有关人员对发生医疗废物泄漏、扩散的现场进行处理。

3.对被医疗废物污染的区域进行处理时，应当尽可能减少对患者、医务人员、其他现场人员及环境的影响。

4.采取适当的安全处置措施，对泄漏物及受污染的区域、物品进行消毒或其他无害化处置，必要时封锁污染区域，以防扩大污染。

5.对感染性废物污染区域进行消毒时，消毒工作应从污染最轻的区域向污染最严重的区域进行，对可能被污染的所有使用过的工具也应当进行消毒。

6.处理现场的工作人员应当做好卫生安全防护后再进行工作。

7.处理工作结束后，应当对事件的起因进行调查，并采取有效的防范措施预防类似事件的再次发生。

8.加强医护人员对防范医疗废弃物在医院感染中的重要性的认识；掌握医疗废物处

理流程及意外事故情况时的紧急处理措施。

第七节　突发事件应急预案

一、停水应急预案

1. 由各种原因引起的停水，导致无法进行正常清洗、灭菌等工作，应立即汇报给有关管理人员和部门，及时查找停水原因，尽快恢复供水。

2. 接到停水通知，立即告知科室相关人员，优先处理急需物品及重要物品，同时做好储水准备，保证急诊、重要器械的清洗，立即与手术室等重要科室进行沟通，以协调工作的进行。

3. 突然停水，立即通知维修部门，使水龙头处于关闭状态，以防突然来水，造成泛水和浪费。

4. 启用常规储存用水，立即组织、调整、联系水源，保障供给。

二、停电应急预案

1. 突然停电，立即通知电力维修部门，协助查找原因，尽快恢复供电。

2. 接到停电通知，立即告知科内相关人员，优先处理科室重要物品、急需物品，并通知相关科室调整手术和治疗时间。

3. 汇报相关部门，立即联系、调整、组织可供电源，保障供给。

4. 关闭仪器设备，防止突然来电，损坏仪器。

5. 常备应急灯、手电等照明用品，启用常规储存，保证正常供应。

三、停气应急预案

1. 突然停气，立即通知供气中心。协助查找停汽原因，尽快恢复供气。

2. 接到停气通知，立即告知科内相关人员，并通知相关科室调整手术和治疗时间。

3. 向相关部门汇报，联系、调整、组织可供气货源，保证供给。

4. 影响较大时，需向上级部门汇报。

5. 根据灭菌物品情况调整高压灭菌方式为低温灭菌。

四、火灾应急预案

1. 一旦发生火警，立即报告医院应急指挥中心及上级领导；根据火势拨打"119"，准确报告着火地点、部位、目前情况。

2. 初步判断着火原因，进行紧急处理。关好邻近房间的门窗，以减慢火势扩散速度。如为电起火，应马上关闭总电源，然后使用干粉灭火器，忌用水灭火，以免触电；如为易燃物资着火，立即用灭火器或用水扑灭。

3. 如火势较小，组织本中心工作人员使用灭火器及其他方式灭火；火势较大时，尽快组织疏散人员，撤出易燃、易爆物品，抢救贵重仪器设备及重要资料，不要乘坐电梯，可走安全通道，并用湿毛巾捂住口鼻，尽可能以最低的姿势或匍匐快速前进，离开现场。

4. 协助维护秩序，为灭火救援人员、救援设备进入现场创造条件。

5. 加强消防安全的培训，易燃、易爆物品应加锁保管并有醒目警示标识，保持安全通道畅通。

6. 设立兼职消防安全员，每日对重点设备、重点部位巡检记录。

7. 火灾应急程序，见图 2-1。

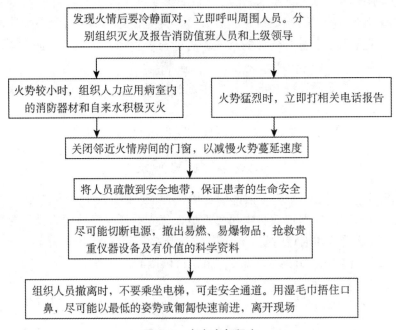

图 2-1　火灾应急程序

五、泛水应急预案

1. 发现泛水时，马上关闭总水阀门，通知医院相关部门。

2. 及时查找原因，尽快找到疏通下水管道出口，通知相关部门进行维修。

3. 组织科室人员在最短的时间内转移物资，使损失降低到最低程度。

4. 泛水停止后，应对环境、设备设施进行清洁和相应消毒处理。

5. 对设备、供水系统定期检修，发现问题及时处理，避免后患。

六、全自动清洗机故障处理预案

1. 查找清洗失败的原因，考虑蒸汽压力、水压、清洗剂是否足够，尽快找到原因解决问题。

2. 全自动清洗机无法正常运行时，立即改用其他清洗机替代或手工清洗，并适当增加去污区的人员。

3. 为保证临床供应，根据实际工作情况及时做出物资、工作调整。

4. 如为机器故障，立即通知专业维修人员。

5. 做好相关事件记录。

七、低温等离子灭菌故障处理预案

1. 查找灭菌失败是否与下列原因有关，明确原因，做出相应调整，及时处理故障。

（1）是否有不适合进行低温等离子灭菌的物品。

（2）确保待灭菌物品的干燥度，失败是否由湿气所致。

（3）查看舱内物品摆放的位置和密度，有无物品贴壁及摆放过多、过紧现象。

（4）检查卡匣是否失效或插入位置是否到位。

2. 由于机器故障，物品无法灭菌，应与临床科室沟通，如为急用，可考虑选用其他灭菌方式代替。

（1）在替代法不能解决问题时，立即通知相关科室对工作做出调整。

（2）通知机器维修专业人员尽快维修。

（3）做好相关事件的记录。

八、发生环氧乙烷气体泄漏预案

1. 发现环氧乙烷气体泄漏后，迅速离开现场，立即呼吸新鲜空气。

2. 如皮肤接触后，用水冲洗接触处至少 15 分钟，同时脱去被污染的衣物。

3. 如眼接触液态环氧乙烷或高浓度环氧乙烷应冲洗眼至少 10 分钟，同时尽快就诊。

4. 专业防护后立即查找原因，阻止气体进一步泄漏。

5. 如为机器故障，立即停止灭菌，通知专业维修人员尽快维修。

6. 做好相关事件的记录。

九、无菌物品质量缺陷应急预案

1. 一旦发生灭菌物品质量问题，立即通知科室领导、灭菌监测人员及其他相关人员。

2. 立即停用现场无菌物品，并妥善封存、登记。

3. 立即查找缺陷原因。如果是批量灭菌、包装或清洗问题，应立即停发已该批次无菌物品并全部召回自上次监测合格后的已发放而未使用的无菌物品。

4. 及时配送相应替代物资到涉及的使用部门。

5. 及时进行灭菌设备的检修、监测；强化各级人员的岗位职责和操作流程。

6. 若是人为原因，追究相关人员的责任，完善事件记录。

第 3 章

消毒供应中心感染检测与防护

消毒供应中心负责医疗器械的清洗、消毒、灭菌及供应，在保障供应质量的同时，既要防止以污染器械为媒介的致病菌感染和传播，又要避免消毒供应中心工作人员在工作过程中发生感染，因此消毒隔离的管理至关重要。

第一节　消毒供应中心感染预防

1. 加强职业危害教育，统一规范和标准，普及"标准预防"的理念，建立科学规范的医疗行为，培养良好的医德医风和工作作风。

2. 建立职业防护管理制度，有监督、有组织、有报告、有措施、有落实。

3. 建立医务人员定期体检制度：体检同时，包括是否近期患过传染病、既往慢性病史的稳定状态，有无各种免疫接种史、是否有高危职业暴露。对新入职人员进行体检，建立健康档案。

4. 建立职业暴露报告、反馈制度，建立锐器伤、艾滋病、乙肝、丙肝病毒职业暴露处理预案。

5. 规范安全操作守则，培训医务人员严格执行操作程序，熟练掌握操作技能，提高防护意识。强化标准预防、呼吸道隔离的意识。

6. 正确的洗手方法是有效控制和减少医疗感染发生率最快捷、最有效的措施。

7. 提供足够的防护用品和设施，保证硬件达标。

第二节　消毒供应中心感染监测与控制

消毒供应中心的感染监测与控制是医院感染管理的重要组成部分，是现代疾病防治工作的两大支柱。从广义角度讲，凡是涉及医院感染的环节和因素都应进行监测。消毒供应中心的感染监测是医院感染监测的重要方面，工作质量直接关系到患者的医疗安全，工作人员应高度重视，为临床提供安全的灭菌物品。消毒供应中心除护士长是质量管理的责任人外，还应设立质量工作管理小组及感染监测护士。消毒供应中心感染监测护士根据医院感染控制科的规划与标准实施感染监测工作，每个月按医院感染控制科的要求，对消毒供应中心进行感染监测并向护士长汇报。及时了解医院感染管理新进展，了解消毒灭菌新进展，对清洗、消毒、检查、包装、灭菌的全过程进行常规定时监测和每天动态质量监测，同时对相关设备进行检验，及时修正，准确记录相关结果。

一、清洗、消毒质量监测

清洗就是通过物理或化学方法去除污垢、微生物及有害物质。将被清洗物品上的有机物、无机物和微生物尽可能地降低到比较安全的水平。长期以来人们对需要进行消毒或灭菌的医疗器械，只重视消毒、灭菌，而忽视清洗。清洗不彻底残留的有机物，将影响消毒因子的穿透性，从而影响消毒灭菌的效果。细菌死亡所产生的热原质耐高温，132℃不能将其彻底灭活，必须在清洗过程中去除。由此可见，消毒灭菌不能代替清洗。彻底清洗是对待消毒物品的最基本要求。如果清洗不彻底，医疗器械上残留的任何有机物都会在微生物的表面形成一层保护层，妨碍消毒灭菌因子与微生物的接触或延迟其作用，从而影响消毒与灭菌效果。因此，对去污区清洗环节、清洗设备进行质量监测是保证清洗质量的关键，监测内容包括以下几方面。

1. 所有清洗、消毒设备必须定期进行维护保养。

2. 物品应分类放置、规范装载，区分手洗物品、机洗物品和特殊污染物品。

3. 对使用中的消毒剂、灭菌剂定期进行化学有效浓度的监测。

4. 设备的维护与保养应遵循生产厂家的使用说明或指导手册。

5. 监测清洗消毒器的物理参数及运转情况，并做好记录。

6. 对清洗消毒器的清洗效果可定期采用清洗效果测试指示物进行监测。当清洗物品或清洗质量发生改变时，也可采用清洗效果测试指示物进行清洗效果的监测。

7. 清洗消毒器新安装、更新、大修、更新清洗剂、改变装载方法等时，应遵循生产厂家的使用说明或指导手册进行检测，清洗消毒质量检测合格后，清洗消毒器方可使用。

二、灭菌质量的监测

灭菌是指用化学或物理的方法杀灭或清除传播媒介上所有的微生物，使之达到无菌水平。灭菌是一个绝对的概念，通过灭菌处理后不存在任何存活微生物，经过灭菌处理的物品可以直接进入人体，灭菌是消毒供应中心最关键的环节，因此灭菌质量必须严格按照标准流程监测。

1. 工艺监测　每锅次灭菌必须监测灭菌过程的物理参数，包括温度、压力、时间，并达到规定的要求。

2. 化学监测　监测每一个包外化学指示卡，包内化学指示卡及批量化学指示物的监测。化学指示物的性状及颜色变至规定的条件即为合格，若未达到规定变化条件，则判定灭菌不合格。包外化学监测不合格的灭菌物品不得发放，包内化学指示物不合格的不得使用。

3. 生物监测　高压蒸汽灭菌设备每周 1 次，低温灭菌设备需每锅次进行。灭菌植入物及植入性手术器械需进行生物监测,监测方法参照《消毒技术规范》。生物监测不合格时,应尽快召回上次生物监测合格以来所有尚未使用的灭菌物品,重新处理,并分析不合格的原因,改进后,生物监测连续 3 次合格后方可使用。

4. 高压蒸汽灭菌设备和低温等离子灭菌设备定期进行物理、化学和生物监测　对高压蒸汽灭菌设备每日第 1 锅进行 B-D 测试,每锅次进行 PCD 批量监测,低温等离子灭菌柜除了物理监测、化学监测外,每锅次还应进行生物监测。

三、环境空气、物体表面、工作人员手的监测

1. 空气的消毒效果监测　采用洁净技术净化空气的房间在洁净系统自净后与从事医疗活动前采样,未采用洁净技术净化空气的房间在消毒或规定的通风换气后与从事医疗活动前采样。室内面积≤ 30m^2,设内、中、外对角线三点,内外点应距墙壁 1m 处;室内面积≥ 30m^2,设死角及中央 5 点,四角的布点位置应距墙壁 1m 处。采用仪器采样法或自然沉降法采样。36℃ ±1℃恒温培养箱培养 48 小时,计数菌落数。

2. 物体表面消毒效果的监测　用 5cm×5cm 灭菌规格板放在被检物体表面,用浸有无菌 0.03mol/L 磷酸盐缓冲液或生理盐水采样液的棉拭子 1 支,在规格板内横竖往返各涂抹 5 次,并随之转动棉拭子,连续采样 4 个规格板面积,被采面积＜ 100cm^2,取全部面积;被采面积＞ 100cm^2,取 100cm^2。剪去手接触部分,将棉拭子放入装有 10ml 无菌检验用洗脱液的试管中送检。充分振荡试管后,取用不同稀释倍数的洗脱液 1.0ml 接种平皿,将冷至 40 ～ 45℃的熔化营养琼脂培养基每皿倾注 15 ～ 20ml,36℃ ±1℃恒温培养箱培养 48 小时,计数菌落数。

3. 手和皮肤消毒效果的监测　用 5cm×5cm 灭菌规格板放在被检皮肤处,用浸有含相应中和剂的无菌洗脱液棉拭子 1 支,在规格板内横竖往返各涂抹 5 次,并随之转动棉拭子,剪去手接触部分,将棉拭子放入装有 10ml 含相应中和剂的无菌洗脱液试管中送检。充分振荡试管后,用无菌吸管吸取 1.0ml 待检样品接种于灭菌平皿,每一个样本接种 2 个平皿,将冷至 40 ～ 45℃的熔化营养琼脂培养基每皿倾注 15 ～ 20ml,边倾注边摇匀,待琼脂凝固,置 36℃ ±1℃恒温培养箱培养 48 小时,计数菌落数。

医院各种场所空气、物体表面和医务人员手细菌总数卫生标准,见表 3-1。

表 3-1　医院各种场所空气、物体表面和医务人员手细菌总数卫生标准

环境类别	场所范围	卫生标准		
		空气（cfu/cm^3）	物体表面（cfu/cm^2）	手（cfu/cm^2）
I 类	层流洁净手术室、病房	≤ 10	≤ 5	≤ 5
II 类	普通手术室、产房、婴儿室、隔离室、烧伤病房、ICU、供应室无菌区和早产儿室	≤ 200	≤ 5	≤ 5
III 类	儿科病房、妇产科检查室、注射室、治疗室、急诊室、化验室、普通病房、供应室清洁区	≤ 500	≤ 10	≤ 10
IV 类	传染科和传染病房	/	≤ 15	≤ 15

第三节　消毒供应中心的职业防护

消毒供应中心工作人员在进行整理、清洗复用医疗器械、物品时存在着职业暴露，极易受到病原体或含有病原体的污染物的沾染、损伤或意外吸入等，造成感染伤害。因此，做好职业防护是控制感染的有效手段。

1. 发生职业暴露后，按报告程序向护士长及感染管理科上报。

2. 在回收诊断为传染病患者（SARS、气性坏疽、破伤风、禽流感等传染病）使用的复用重复使用医疗器械时应穿防护服，穿隔离鞋套，戴双层手套，戴防护屏和高效过滤口罩。

3. 操作后应按要求洗手。工作过程中手套破损应立即脱掉，洗手后更换新手套。

4. 禁止用手直接接触使用后的刀片和针头。

5. 被沾湿的中单、治疗巾等敷料，放入黄色塑料袋内，做"特殊感染"标识，与其他敷料分开放置。

6. 不同区域人员防护着装（表 3-2）

（1）去污区：在该区缓冲间（带）更换专用鞋，做手卫生，戴圆帽、口罩，穿该区工作服、抗湿罩袍（抗湿围裙加抗湿袖套），戴手套，必要时戴防护面罩或护目镜。

（2）检查包装及灭菌区：在该区缓冲间（带）更换专用鞋，做手卫生，戴圆帽，穿该区工作服，必要时戴口罩、手套。

（3）无菌物品存放区：在该区缓冲间（带）更换专用鞋，做手卫生、戴圆帽、穿该区工作服。消毒供应中不同区域人员着装要求见表 3-2。

表 3-2　消毒供应中心不同区域人员防护着装要求

区域	操作	圆帽	口罩	隔离衣（防水围裙）	专用鞋	手套	护目镜（防护面罩）
去污区	污染器械分类、核对、机械清洗装载	✓	✓	✓	✓	✓	△
	手工清洗器械和用具	✓	✓	✓	✓	✓	✓
检查、包装及灭菌区	器械检查、包装	✓	△		✓		△
	灭菌物品装载	✓			✓		
无菌物品存放区	灭菌物品装载	✓			✓		△ #
	灭菌物品发放	✓			✓		

注：✓. 表示应使用；△. 表示可使用；#. 表示具有防烫功能的手套。

7. 使用防护用品注意事项

（1）防护面罩（护目镜）：内面为清洁面，污染的手不能触及其内面，污染后应立即更换。

（2）防湿罩袍或围裙：内面为清洁面，外面为污染面。当不能防湿或污染时应及时更换。

（3）手套：手套外面为污染面，内面为清洁面，已戴手套的手不可触及未戴手套的手及手套的内面，未戴手套的手不可触及手套的外面。手套有破损或清洁面污染时应立即更换。

（4）一次性防护用品不得重复使用；重复使用的各类防护品用后要清洗消毒处理。

（5）脱卸防护用品后要做手卫生。

第四节　消毒供应中心工作人员手卫生

手卫生为洗手、卫生手消毒和外科手消毒的总称。手卫生是预防和控制医院感染最重要、最简单、最有效、最经济的方法，消毒供应中心作为医院感染控制的关键科室，应制订并落实手卫生的管理制度，配备有效、便捷的手卫生装置，定期开展工作人员手卫生的培训，保障洗手与手消毒的效果，提高工作人员手卫生依从性。

1. 洗手与卫生手消毒原则与指征

（1）洗手与卫生手消毒原则：当手部有血液或其他体液等肉眼可见的污染时，应用肥皂（皂液）和流动水洗手，手部没有肉眼可见污染时，宜使用速干手消毒剂消毒双手代替洗手。

（2）洗手指征：①直接接触患者前后，从同一患者身体的污染部位移动到清洁部位时；②接触患者黏膜、破损皮肤或伤口前后，接触患者的血液、体液、分泌物、排泄物、伤口敷料之后；③穿脱隔离衣前后，摘手套后；④进行无菌操作、接触清洁、无菌物品之前，处理污染物品之后；⑤接触患者周围环境及物品后；⑥处理药物或配餐前。

2. 洗手的设备与方法

（1）配备合格的洗手与卫生手消毒设施。重点区域应配备非手触式水龙头，提倡用洗手液洗手，盛放皂液的容器为一次性使用，应配备干手物品或设施，避免二次污染，应配备合格的速干手消毒剂。

（2）采用流动水洗手，使双手充分淋湿，取适量肥皂或皂液，均匀涂抹至整个手掌、手背、手指和指缝，认真揉搓双手至少 15 秒，应注意清洗双手所有皮肤，清洗指背、指尖和指缝，具体揉搓步骤见六步洗手法。

（3）六步洗手法（图 3-1）：①掌心相对，手指并拢，相互揉搓；②掌心对手背沿指缝相互揉搓，交换进行；③掌心相对，双手交叉指缝相互揉搓；④右手握住左手拇指旋转揉搓，交换进行；⑤弯曲手指使关节在另一掌心旋转揉搓，交换进行；⑥将 5 个手指指尖并拢放在另一掌心旋转揉搓，交换进行。

3. 手消毒方法

（1）严格按照洗手的揉搓步骤进行揉搓。取适量的速干手消毒剂于掌心，揉搓时保证手消毒剂完全覆盖手部皮肤，直至手部干燥。

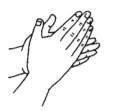
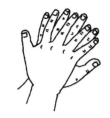
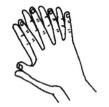

（1）掌心对掌心搓擦　　（2）手指交错掌心对手背搓擦　　（3）手指交错掌心对掌心搓擦

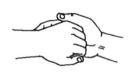
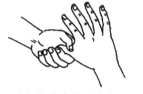
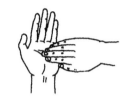

（4）两手互握互搓指背　　（5）拇指在掌中转动搓擦　　（6）指尖在掌心摩擦

图 3-1　六步洗手法

（2）禁止佩戴手部饰物，指甲长度不超过指尖。工作人员遵照六步洗手法进行洗手或卫生手消毒，认真揉搓双手至少 15 秒，应注意清洗双手所有皮肤。

（3）洗手池应每天清洁与消毒，手消毒剂采用一次性包装、非手触式手消毒剂的出液器。

（4）流动水下彻底冲净双手后，使用一次性纸巾或干净的小毛巾擦干双手。

（5）每个月对消毒供应中心各工作区工作人员手进行消毒效果的监测，监测方法见附 3-1。

（6）消毒效果应达到相应要求：卫生手消毒，监测的细菌菌落数应≤ 10cfu/cm^2。

4. 消毒供应中心的 5 个洗手时机　①进入清洁区域前；②接触清洁物品前；③接触污染物品操作后；④完成一个工作环节后；⑤离开工作环境后。

附 3-1　手卫生效果的监测方法

1. 采样时间　在达到消毒效果后，进行操作前采样。

2. 采样方法　被检者五指并拢，用浸有含相应中和剂的无菌洗脱液浸湿的棉拭子在双手指屈面从指根到指端往返涂擦两次，一只手涂擦面积约 30cm^2，涂擦过程中同时转动棉拭子；将棉拭子接触操作者的部分剪去，投入 10ml 含相应中和剂的无菌洗脱液试管内，及时送检。

3. 检测方法　将采样管在混匀器上振荡 20 秒或用力振荡 80 次，用无菌管吸取 1.0ml 待检样品接种于灭菌平皿，每一样本接种两个平皿，平皿内加入已溶化的 45 ～ 48℃的营养琼脂 15 ～ 18ml，边倾注边摇匀，待琼脂凝固，置 36℃ ±1℃温箱培养 48 小时，计数菌落数。

细菌菌落总数计算方法：

$$细菌菌落总数（cfu/cm^2）= 平板上菌落数 × 稀释倍数 / 采样面积（cm^2）$$

附 3-2　手依从性调查相关表格

附表 3-1　手卫生依从性调查表

设施：　　　　　　时段 *：　　　　　　　　　　　　　节段号 *：

服务：　　　　　　日期：　　/　　/　　　　　　　　检查人：

　　　　　　　　　（年 / 月 / 日）　　　　　　　　　（名 字大写首字母）

病房：　　　　　　开始 / 结 束时间：（小时：分）　　：　/　：　页码：

部门：　　　　　　持续时间：（分钟）　　　　　　　城市 **：

国家 **：

职业类别			职业类别			职业类别			职业类别		
编码			编码			编码			编码		
数量			数量			数量			数量		
机会	指标	手清洁行为	机会	指标	手清洁行为	机会	指标	手清洁行为	机会	指标	手清洁行为
1	□人前 □洁前 □液后 □人后 □环后	□擦 □洗 ○未作 ○手套	1	□人前 □洁前 □液后 □人后 □环后	□擦 □洗 ○未作 ○手套	1	□人前 □洁前 □液后 □人后 □环后	□擦 □洗 ○未作 ○手套	1	□人前 □洁前 □液后 □人后 □环后	□擦 □洗 ○未作 ○手套
2	□人前 □洁前 □液后 □人后 □环后	□擦 □洗 ○未作 ○手套	2	□人前 □洁前 □液后 □人后 □环后	□擦 □洗 ○未作 ○手套	2	□人前 □洁前 □液后 □人后 □环后	□擦 □洗 ○未作 ○手套	2	□人前 □洁前 □液后 □人后 □环后	□擦 □洗 ○未作 ○手套
3	□人前 □洁前 □液后 □人后 □环后	□擦 □洗 ○未作 ○手套	3	□人前 □洁前 □液后 □人后 □环后	□擦 □洗 ○未作 ○手套	3	□人前 □洁前 □液后 □人后 □环后	□擦 □洗 ○未作 ○手套	3	□人前 □洁前 □液后 □人后 □环后	□擦 □洗 ○未作 ○手套
4	□人前 □洁前 □液后 □人后 □环后	□擦 □洗 ○未作 ○手套	4	□人前 □洁前 □液后 □人后 □环后	□擦 □洗 ○未作 ○手套	4	□人前 □洁前 □液后 □人后 □环后	□擦 □洗 ○未作 ○手套	4	□人前 □洁前 □液后 □人后 □环后	□擦 □洗 ○未作 ○手套
5	□人前 □洁前 □液后 □人后 □环后	□擦 □洗 ○未作 ○手套	5	□人前 □洁前 □液后 □人后 □环后	□擦 □洗 ○未作 ○手套	5	□人前 □洁前 □液后 □人后 □环后	□擦 □洗 ○未作 ○手套	5	□人前 □洁前 □液后 □人后 □环后	□擦 □洗 ○未作 ○手套

续表

职业类别			职业类别			职业类别			职业类别		
编码			编码			编码			编码		
数量			数量			数量			数量		
6	□人前 □洁前 □液后 □人后 □环后	□擦 □洗 ○未作 ○手套	6	□人前 □洁前 □液后 □人后 □环后	□擦 □洗 ○未作 ○手套	6	□人前 □洁前 □液后 □人后 □环后	□擦 □洗 ○未作 ○手套	6	□人前 □洁前 □液后 □人后 □环后	□擦 □洗 ○未作 ○手套
7	□人前 □洁前 □液后 □人后 □环后	□擦 □洗 ○未作 ○手套	7	□人前 □洁前 □液后 □人后 □环后	□擦 □洗 ○未作 ○手套	7	□人前 □洁前 □液后 □人后 □环后	□擦 □洗 ○未作 ○手套	7	□人前 □洁前 □液后 □人后 □环后	□擦 □洗 ○未作 ○手套
8	□人前 □洁前 □液后 □人后 □环后	□擦 □洗 ○未作 ○手套	8	□人前 □洁前 □液后 □人后 □环后	□擦 □洗 ○未作 ○手套	8	□人前 □洁前 □液后 □人后 □环后	□擦 □洗 ○未作 ○手套	8	□人前 □洁前 □液后 □人后 □环后	□擦 □洗 ○未作 ○手套

1.* 数据管理人员完成；** 选填，根据具体需要和规定完成。

2. 一般建议（参考手清洁技术参考手册）

（1）在公开和直接检查时，检查人员应在合适的时机向医务人员、患者进行自我介绍，向他们讲述检查的主要目的，并向他们要求即刻的非正式反馈。

（2）观察医务人员向患者施行医护工作的情况，医务人员包括（参见缩写含义）4 个主要的类别。

（3）数据应用铅笔记录，以便有误时将它立即改正。

（4）表头的部分应在收集数据前完成（除了检查结束时间和检查持续时间）。

（5）检查应不超过 20 分钟（±10 分钟），检查结束时写上结束时间。

（6）检查员可同时观察最多 3 个医务人员，如果在检查时间内有足够的手清洁机会。

（7）表格的每一列指定给一个特定的医务人员类别。因此，每个检查阶段会有数个医务人员归属于各自的类别。但每个医务人员必须归属于唯一的类别。

（8）只要发现一项手清洁指示，在适当列中记一个机会，并在相应指标前的方框内打钩。继续完成手清洁活动相关的其他指标。

（9）每个机会是一列中的一行，没列中的行彼此独立。

（10）在框内画叉（一个机会内几项符合）圈（仅一项符合）。

（11）一个机会中有数项符合，每个项目均应在方框中画叉。

（12）是否进行手清洁记录的前提是有手清洁机会。

（13）手套使用尽在没有进行手清洁、而医务人员戴了手套时记录。

3. 缩写含义

设施：	与所在部门的命名一致
服务：	与所在部门的命名一致
病房：	与所在部门的命名一致
科室：	根据下述标准命名法

续表

	内科，包括皮肤科、神经内科、血液科、肿瘤科等	外科，包括神经外科、泌尿科、眼科、五官科等
	混合（内外科）包括妇科	产科及相关手术
	儿科，包括相关手术	重症监护和复苏
	急诊科	长期护理及康复
	日间护理，包括相关手术	其他（可指定）
时段：	(1) 干预前 / (2) 干预后　　以及根据安装信息	
日期：	日 / 月 / 年	
开始 / 结束时间：	小时 / 分钟	
持续时间：	从检查开始至结束的时间	
节段号：	输入数据分析时分配	
检查人：	检查人名字的首字母（检查人负责数据收集及确保其精确性之后上交分析）	
页码：	尽在用多个表格时使用	
职业类别：	根据以下分类	
	1. 护士 / 助产士	1.1 护士；1.2 助产士；1.3 学生
	2. 辅助？	
	3. 医师	3.1 内科；3.2 外科医师；3.3 麻醉师 / 人工呼吸 / 急诊医师；3.4 儿科医师；3.5 妇科医师；3.6 顾问；3.7 医学生
	4. 其他医务人员	4.1 治疗师（物理治疗师、职业治疗师、听力学家、言语治疗师）；4.2 技术员（放射科、心血管科技术员、手术室技术员、实验室技术人员等）；4.3 其他（营养师、牙医、社工及任何其他与健康相关参与患者护理人员），4.4 学生
数量：	进入你观测区域的同一职业代码的医务人员总数	
机会：	至少一项指标	
指标：	手清洁的动机和原因，同一时间的所有指标都要记录	
	人前：触碰患者前	液后：在有接触体液风险后
	洁前：清洁 / 无菌操作前	人后：触碰患者后
		环后：接触患者环境后
手清洁行为：	根据手清洁指标；可以正确地使用手消毒液或洗手，也可以是错误地没有使用手消毒液或洗手	
	擦：使用乙醇为基础的手消毒液擦手作为手清洁 洗：用水和肥皂洗手作为手清洁	未作：没有任何手清洁

附表 3-2　检查表 - 基本依从性

节段号	设备：　　　　　　　　　时段：　　　　　　　　　背景：														
	职业类别			职业类别			职业类别			职业类别			节段总计		
	机会 (n)	洗 (n)	擦 (n)	机会 (n)	洗 (n)	擦 (n)	机会 (n)	洗 (n)	擦 (n)	机会 (n)	洗 (n)	擦 (n)	机会 (n)	洗 (n)	擦 (n)
1															
2															
3															
4															
5															
6															
7															
8															
9															
10															
11															
12															
13															
14															
15															
16															
17															
18															
19															
20															
Total															
总计	行为 (n) = 机会 (n) =			行为 (n) = 机会 (n) =			行为 (n) = 机会 (n) =			行为 (n) = 机会 (n) =			行为 (n) = 机会 (n) =		
依从性															

1. 依从性（%）$= \dfrac{行会}{机会} \times 100$

2. 使用说明

（1）根据所选的背景定义分析和报告观测范围。

（2）核查检查表中的数据。与洁手指标无关的手清洁行为不应计入，反之亦然。

（3）将节段号和相关的检查数据写在同一行，节段号的分布确保了所有的数据均计入总数。

（4）每种职业或每区段（竖行）的结果：①将记录下来的机会数相加，得到一个每种职业的报告。在相应的格内记录总数。②根据总机会计算正确手清洁行为，将用手消毒液和洗手区分开，在相应的栏目中写上总数。③每节段相同。④将每种职业数目相加计算依从率。

（5）计算总依从率。

附表 3-3　检查表 - 可选计算表（指标 - 手清洁相关依从性）

节段号	设备：			时段：						背景：					
	触碰患者前			清洁 / 无菌操作前			在有接触体液风险后			触碰患者后			接触患者环境后		
	机会 (n)	洗 (n)	擦 (n)	机会 (n)	洗 (n)	擦 (n)	机会 (n)	洗 (n)	擦 (n)	机会 (n)	洗 (n)	擦 (n)	机会 (n)	洗 (n)	擦 (n)
1															
2															
3															
4															
5															
6															
7															
8															
9															
10															
11															
12															
13															
14															
15															
16															
17															
18															
19															
20															
Total															
总计	行为 (n) =　　指标 1(n) =			行为 (n) =　　指标 2 (n) =			行为 (n) =　　指标 3 (n) =			行为 (n) =　　指标 4(n) =			行为 (n) =　　指标 5 (n) =		
比例 行为 / 指标 *															

1. 使用说明

（1）根据所选的背景定义分析和报告观测范围。

（2）核查检查表中的数据。与洁手指标无关的手清洁行为不应计入，反之亦然。

（3）如果同一机会中多项指标发生，每个均应单独计算，其相关手清洁行为亦然。

（4）将节段号及相关检查数据写在同一行。节段号的分布确保了所有的数据均计入依从性计算。

（5）每指标或每节段结果（竖行）：①将检查表内指标相加，将总数记录在相应栏目中；②将所有与指标相关的正确手清洁行为相加，将手消液和洗手区分开：在相应栏目中记录总数；③其他部分相同；④计算比例（百分比）。

2. 此计算不完全是一个依从性结果，因为分母是指标而非机会。行为是指标人为地高估了。然而，结果依然能让人对医务工作者的行为有个大致的评估。

第五节　特殊感染器械的处理

特殊感染病原体一般包括朊毒体、气性坏疽、突发不明原因病原体等，被特殊感染患者污染的器械、器具和物品，应遵守先消毒、再清洗、后灭菌的原则。特殊感染病原体污染的器械在回收、转运、清洗、消毒过程中会对环境、人员存在一定的危害，因此临床科室应尽量使用一次性医疗用品，用后进行双层密封包装，并根据医疗机构相关部门的规定焚烧处理。必须使用复用器械、器具时，应由临床科室使用后双层密封包装，并注明感染性疾病的名称，由消毒供应中心处理，具体处理方法如下。

一、准　备

1. 操作者　工作人员在处理特殊感染的器械、器具、物品时应做好个人防护，穿工作服和防湿下袍、戴口罩、圆帽、护目镜或防护面罩、橡胶手套或防刺穿乳胶手套。

2. 用物　清洗剂、消毒剂、消毒容器、毛刷、棉签、网篮、高压水枪、高压气枪、超声清洗机、全自动清洗机等。

二、操　作

将回收的感染器械（器具）和物品，按病原体的不同选择相应的消毒剂进行浸泡消毒。严格控制浸泡时间，打开器械所有轴节和卡锁，完全浸没在液面下。

1. 朊毒体污染器械的处理　被朊毒体污染的器械浸泡于 1mol/L 氢氧化钠溶液内浸泡 60 分钟，然后按照 WS310.2 中的方法进行清洗、消毒与灭菌，压力蒸汽灭菌应采用 134～138℃，18 分钟，或 132℃，30 分钟，或 121℃，60 分钟，不应使用快速灭菌程序。清洗程序符合规定，参数设置湿热消毒应≥90℃，时间≥5 分钟，或 A_0 值≥3000，严格进行器械清洗质量监测、物理监测、化学监测等，符合 WS310.3 规定。没有按正确方法消毒灭菌处理的物品应召回重新按规定处理，不能清洗和只能低温灭菌的，宜按照特殊医疗废物处理。

2. 气性坏疽污染器械的处理　被气性坏疽污染的器械，一般污染的应用含氯或含溴消毒剂 1000～2000mg/L 浸泡 30～45 分钟，有明显污染物时应采用含氯消毒剂 5000～10 000mg/L 浸泡时间≥60 分钟。参数设置湿热消毒应≥90℃，时间≥5 分钟，或 A_0 值≥3000，严格进行器械清洗质量监测、物理监测、化学监测等，符合 WS310.3 规定。

3. 不明原因感染病原体污染器械的处理　应符合当时国家规定要求，执行国务院卫生行政主管部门组织制定的相关技术标准、规范和控制措施进行消毒。

4. 其他　器械消毒完毕，将结构复杂及管腔器械放入超声清洗机中清洗 5～10 分钟，然后根据医院的条件选择清洗方式。特殊感染患者宜选用一次性物品，使用的清洁剂、消毒剂应每次更换，清洁工具使用后应进行消毒处理。回收人员严格执行职业防护相关规定，处理结束后，立即更换个人防护用品，进行手的卫生，避免造成周围环境污染或自身职业暴露。

第六节　锐器伤处理流程

一、防 范 措 施

1. 加强职业安全防护培训，纠正不安全操作行为。尤其对新上岗人员强化培训经血液传播疾病知识、防护用物（如手套等）的应用、医疗锐器的处理、锐器刺伤后的处理措施等，提高工作人员的自我防护意识。

2. 改善医疗操作环境，提供足量的防护用品。接触经血液 - 体液传播疾病患者使用后的诊疗器械时，要有相关的保护性隔离措施，提供便于丢弃污染针头等锐器的容器，减少医疗锐器刺伤的发生。

3 医务人员在进行侵袭性（有创性）操作过程中，要保证充足的光线，并严格按规程操作，防止被各种针具、刀片、破裂安瓿等医用锐器刺伤或划伤。

4. 使用后的锐器必须直接放入耐刺、防渗漏的锐器盒，或者利用针头处理设备进行安全设置，锐器盒要有明显标识。

5. 禁止用手直接接触使用后的针头、刀片等锐器。

6. 禁止将使用后的针头重新套上针帽，不得将使用后的针头从针栓上分离，不能用手直接去弄弯或弄直针头。

7. 提倡使用具有安全防护性能的注射器、输液器等医用锐器，以防刺伤。

8. 安瓿操作应使用手套或指套，如有碎玻璃沾在手上，应用流动水冲走，禁止用力擦拭。

9. 处理所有尖锐物品时应特别小心，不能用手直接接触，借助器械拿取，避免刺伤。

10. 建立医院职业暴露报告系统。医护人员在意外针刺或黏膜接触患者血液等职业暴露后要向有关部门报告，以便及时采取有效措施，减少职业感染的危险性。

二、处 理 措 施

1. 紧急处理　工作人员在进行医疗操作时应特别注意防止被污染的锐器划伤刺破。用流动水和（或）肥皂液立即冲洗被污染的皮肤，用生理盐水冲洗黏膜。如不慎被尖锐物体划伤或刺破时，应按以下程序处理。

（1）挤血：损伤后，立即在伤口旁端（周围）以离心方向轻轻挤压，尽可能挤出损伤处的血液；禁止进行遮盖伤口的局部挤压，以免污染血液进入体内。

（2）冲洗：使用肥皂水和流动清水进行冲洗。

（3）消毒：使用消毒液如 500mg/L 碘伏或 75% 乙醇进行浸泡或擦拭消毒，并包扎伤口（其他可用的消毒剂：0.2% ～ 0.5% 的过氧乙酸，1000 ～ 2000mg/L 次氯酸钠，3%过氧化氢溶液等）。必要时去外科进行伤口处理，如为艾滋病、乙肝、丙肝等血液被暴露的黏膜，应反复用生理盐水冲洗。

（4）报告：在现场处理后，必须立即报告感染管理与疾病控制科（护士应报告护士长、护理部，医生应报告医疗处）进行进一步处理。尽快填写《病原体职业暴露报告卡》报送感染管理与疾病控制科。

2.**伤情评估**　按照职业暴露的级别和暴露源的病毒载量水平分为一、二、三级和轻度型、重度型、暴露源不明型，分级分型确定详见《医务人员艾滋病病毒职业暴露防护工作指导原则（试行）》。

3.**预防性用药**　被乙肝、丙肝阳性患者血液、体液污染的锐器刺破后，应在 24 小时内抽血查乙肝、丙肝抗体。同时注射乙肝免疫高价球蛋白，按 1 个月、3 个月、6 个月接种乙肝疫苗。艾滋病病毒职业暴露时根据伤情实施预防性用药方案（基本用药程序和强化用药程序）。

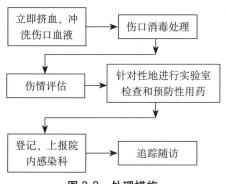

图 3-2　处理措施

4.**追踪随访**　乙肝、丙肝追踪随访 6 个月，梅毒追踪随访 3 个月。被 HIV 阳性患者血液、体液污染的锐器刺伤时，应进行血源性传播疾病的血清学水平的基线检查，在 24 小时内抽血查 HIV 抗体，并报告院内感染科及保健科进行登记及追访等，按第 4 周、第 8 周、第 12 周及 6 个月时复查病毒抗体，做相应处理。

锐器伤后处理措施，见图 3-2。

三、应 急 程 序

锐器伤后应急程序，见图 3-3。

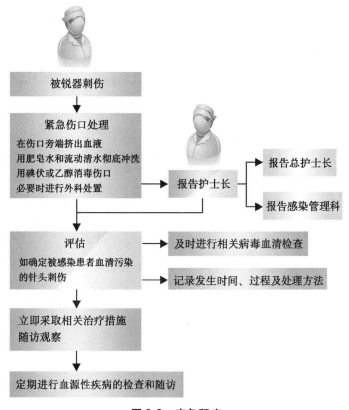

图 3-3　应急程序

第 **4** 章

消毒供应中心的消毒隔离管理

第一节 去 污 区

去污区是对可重复使用的器械、器具与物品进行回收、分类、清洗消毒的区域，本区域共分为 3 个岗位：常规器械岗、专科手术器械岗和内镜岗。

一、常规器械岗位

（一）岗位职责

1. 岗前培训考核合格，熟悉临床各种常规器械包及包内容物，具有较强的人际沟通能力和协调能力，能与相关科室进行有效的沟通，熟悉常规器械的工作标准和操作流程。

2. 负责全院临床科室常规器械的交接、回收、清点、分类、清洗及数据汇总工作，保持回收操作台环境整洁。

3. 对清点有误的器械及时与科室做好沟通，报损或需要增加器械应及时做好记录工作。

4. 负责手工清洗剂、消毒剂的配制，并监测其有效浓度。

5. 熟悉各种清洗消毒器的操作规程及注意事项，避免在清洗过程中损坏器械和影响清洗质量。

6. 负责去污区各清洗设备及清洗槽的日常维护与保养工作，负责去污区各种设备、器械清洗质量的监测工作。

7. 每日按规定及时处理手工清洗时使用的清洗用具并消毒干燥后备用。

8. 负责医疗废弃物的分类及交接登记，锐器盒的处理工作。

9. 负责督促去污区卫生清洁工作，严格执行去污区交接班、查对及管理制度。

（二）工作标准

1. 工作人员在缓冲间遵循标准预防的原则，按要求正确佩戴个人防护用品，如口罩、帽子、隔离衣、手套、防护鞋。

2. 严格执行复用器械的交接流程，对夜班回收的器械进行清点并查对清楚。

3. 对下收下送及临床科室单独送回的各类治疗包进行逐包核对、清点，与下收人员和临床科室核对无误后，通过追溯系统进行数据汇总并记录。

4. 巾钳类器械应打开所有关节穿在 U 形架上，平放在清洗筐内，弯盘、治疗碗摆放在专用清洗架上，清洗筐的装载量应控制在篮筐的 2/3 处，进入清洗消毒器清洗前应转动清洗架悬臂无阻碍，以免影响清洗效果。

5. 根据器械的类型选择合适的清洗程序，检查并记录 A_0 值，A_0 值应 ≥ 3000。

6. 各类清洗消毒器中的专用筐架应配套使用，使用后应清洗消毒干燥备用；每日应对清洗用具、清洗池、容器进行清洗消毒并干燥备用。

7. 清洗消毒器在开机使用前应查看电、冷热水、酶剂是否达到标准要求，设备性能是否良好。

8. 清洗消毒器使用完毕后，每日应对过滤网进行刷洗；在清洗剂瓶身画线，监测清洗剂每日使用量。

9. 每日对工作台面进行擦拭消毒并更换台布。

10. 离开工作环境后，按照六步洗手法进行洗手，更衣，换鞋，脱去个人防护用品。

（三）操作流程

常规器械回收操作流程见图 4-1。

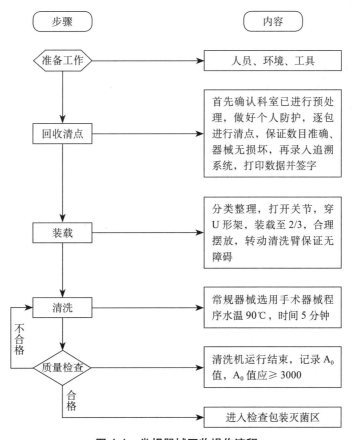

图 4-1　常规器械回收操作流程

（四）操作步骤

1. 准备工作

（1）工作人员戴口罩、帽子，穿隔离衣，戴手套，穿防护鞋等，必要时戴护目镜。

（2）去污区环境应宽敞明亮整洁。

（3）工具准备齐全：操作台、清洗筐、清洗架、追溯系统等。

2. 交接时，首先应确认科室已进行预处理，然后对各类治疗包进行逐包核对、清点，保证数目准确，器械无损坏，与下收人员和临床科室核对无误后，录入追溯系统，打印数据并双方确认签字。

3. 将回收的器械进行分类整理，根据器械特点、功能进行分类装载，方便清洗；装载时打开所有器械关节穿在U形架上，或平放在器械筐内至装载量的2/3，碗、盘装放在架筐内，选择合适的清洗架，合理摆放，转动清洗臂保证无阻碍。

4. 清洗时应根据器械结构特点及厂家说明书选择清洗程序，密切观察清洗消毒器运行中的状态，旋转臂工作应正常，排水应通畅。

5. 清洗消毒程序运行结束后，应对物理参数是否合格进行确认，并记录 A_0 值，A_0 值应 ≥ 3000，同时检查舱内是否遗留器械或杂物，及时处理。

6. 清洗结束，器械进入检查包装灭菌区。

二、专科手术器械岗位

（一）岗位职责

1. 负责全院各科室专科手术器的交接、回收、清点、分类、清洗消毒及相关数据汇总工作。

2. 掌握各专科手术器械的包内容物及工作标准和操作流程。掌握专科手术器械的回收要点及清洗方法，做好器械全程保护。

3. 掌握减压沸腾清洗机的操作规程及注意事项，避免在操作中损坏器械，影响清洗质量。

4. 负责减压沸腾清洗机的维护与保养工作，以及减压沸腾清洗机的清洗监测工作。

5. 具有较强的人际沟通能力和协调能力，能与相关科室进行有效的沟通，对回收中科室反映的问题及时汇报并答复。

（二）工作标准

1. 各类专科手术器械的回收、查对应专人负责、专台清点、专筐放置。

2. 专科手术器械应在带有光源的放大镜下进行检查，查看其表面完整性及功能是否完好，核对无误后通过追溯系统进行数据汇总并记录。

3. 分类检查后合格的器械应放在精密器械盒中，并用保护垫进行双层保护。

4. 眼科器械应轻拿轻放，全程保护，专锅清洗，避免与常规器械混洗。

5. 管腔类器械在清洗前应选用大小合适的毛刷进行刷洗，然后用高压水枪进行脉冲式冲洗后再进入减压沸腾清洗机清洗。

6. 所有专科手术器械应遵循厂家说明书选择合适的清洗方法。耐高温高湿的专科精密器械应选择减压沸腾清洗机进行清洗，清洗时妥善固定在篮筐内，必要时使用保护垫，防止清洗消毒时损坏器械，装载时不能超过减压沸腾机的水位线。

（三）操作流程

专业手术器械回收操作流程见图 4-2。

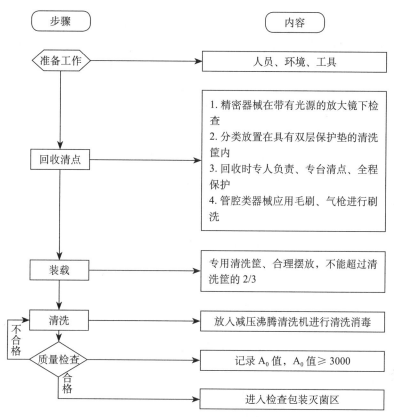

图 4-2　专科手术器械回收操作流程

（四）操作步骤

1. 工作准备

（1）工作人员戴口罩、帽子，穿隔离衣，戴手套，穿防护鞋等。

（2）去污区环境应宽敞明亮整洁。

（3）工具准备齐全，如专用清洗筐、专用毛刷、带光源放大镜等。

2. 回收清点

（1）严格执行污染复用器械的交接流程，回收时应专人负责、专台清点，检查器械表面齿牙、轴节处有无血渍、污渍及功能性是否完好。

（2）仔细清点器械盒内数量，做好登记，将可拆卸的器械拆分到最小化，放入专用清洗筐内，并放置相应的标识牌。

（3）眼科精密器械回收时应在带光源的放大镜下检查器械表面齿牙、轴节处有无血渍、污渍及其功能性，检查无误后选择大小合适的专用清洗筐，放置双层保护垫给予固定保护，使用减压沸腾机进行专锅清洗。

（4）管腔类器械先用水枪进行冲洗，再用毛刷进行刷洗。

3. 装载时根据手术器械特点选择全自动清洗机清洗架或减压沸腾清洗机专用筐，清洗物品分类规范装载，器械轴节应充分打开，精密器械和锐利器械的装载应使用专用篮筐或固定保护装置。

4. 清洗程序的设置应遵循厂家说明书，密切观察清洗消毒器的运行状态，清洗旋转臂工作应正常，排水应通畅。

5. 清洗消毒程序运行结束，记录 A_0 值，A_0 值应 $\geqslant 3000$。

三、内镜岗位

（一）岗位职责

1. 具有较强的人际沟通能力和协调能力，能与相关科室进行有效沟通，负责软式内镜、硬式内镜的交接、回收、清点和清洗消毒工作，掌握软式内镜、硬式内镜岗位的工作标准和操作流程。

2. 掌握各软式内镜、硬式内镜的名称和外观及检查要点，全程轻拿轻放注意保护。

3. 遵循厂家说明书选择软式内镜正确的测漏方式并掌握其方法，掌握软式内镜的消毒时间，选择正确的清洗程序。

4. 掌握软式内镜清洗时清洗台的选择：呼吸系统和消化系统。

5. 掌握软式内镜清洗消毒机的操作规程及注意事项，避免软式内镜在清洗过程中被损坏和影响清洗质量。

6. 负责软式内镜消毒液的配制并在手工清洗使用前进行浓度监测。

7. 遵循厂家说明书对硬式内镜选择不同的消毒方式并掌握硬式内镜的组成，在不影响其功能的情况下将其配件拆分到最小化。

8. 回收登记后应及时分类、清洗，避免内镜之间配件混淆。

9. 在接收新型内镜时应及时上报，经过厂家培训后再进行回收、清洗工作。

（二）工作标准

1. 与科室人员进行双人当面交接，检查无误后与科室人员在交接单上签字确认，并记录镜子的编号。

2. 软式内镜、硬式内镜在回收、清点、转运、检查时应轻拿轻放，全程保护。

3. 软式内镜接收时，应检查软式内镜表面无压痕、折痕和破损，配件齐全及功能性完好；对光通过导光电缆检查其导光束的功能良好；软式内镜镜头应清晰、完整、无裂痕。

4. 硬式内镜应检查外观无压痕、无弯曲变形，导光束及功能性完好，目镜端和物镜端的镜头应视物清晰、完整、无裂痕，成套的硬式内镜应保证配套。

5. 如果软式内镜、硬式内镜有破损及配件缺损、松动等问题，应及时与科室沟通。

6. 根据软式内镜结构不同选择正确的测漏方式进行测漏，测漏不合格的软式内镜应退回科室联系厂家检修并登记。

7. 软式内镜消毒液根据厂家说明书按比例配制并在手工清洗使用前进行浓度监测。

8. 清洗时使用专用的毛刷对软式内镜、硬式内镜进行刷洗，刷洗时应两头见毛刷，先清洗干净后再进行刷洗。

9. 硬式内镜应遵循厂家说明书选择合适的清洗方式，可上机清洗的硬式内镜选择减压沸腾机进行清洗，清洗前固定在专用的篮筐中，注意保护；需要超声清洗机清洗的硬式内镜应选择超声清洗机清洗。

10. 高水平消毒的软式内镜在干燥时需使用灭菌后的台布和低纤维软布进行擦拭，灭菌程序的软式内镜的台布每 4 小时更换 1 次。

11. 每日对清洗池清洗用具进行清洁并消毒。

（三）操作流程

1. 软式内镜清洗操作流程　见图 4-3。

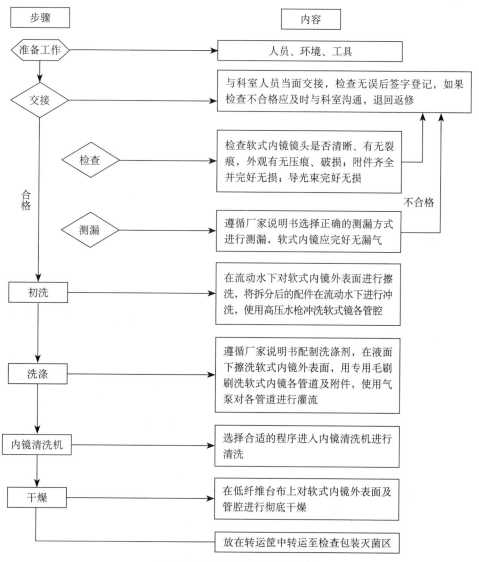

图 4-3　软式内镜清洗操作流程

2. **硬式内镜清洗操作流程** 见图4-4。

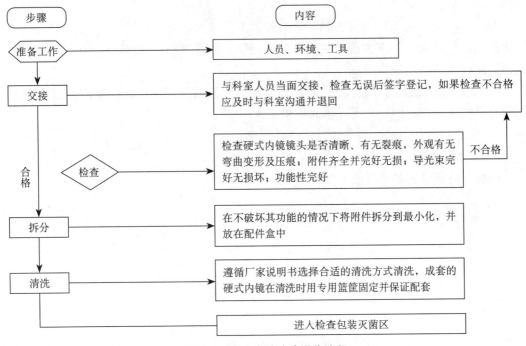

图 4-4 硬式内镜清洗操作流程

（四）操作步骤

1. 软式内镜回收操作步骤

（1）准备工作：①工作人员戴口罩、帽子，穿隔离衣，戴手套，穿防护鞋等；②去污区环境应宽敞明亮整洁；③工具准备齐全，如专用操作台、专用清洗池、专用清洗毛刷、专用台布、专用测漏装置、专用配件网篮、两块低纤维软布。

（2）交接：与科室人员当面交接，检查软室内镜镜头是否清晰、有无裂痕，外观有无破损、压痕、折痕；附件是否齐全并完好无损；对光检查导光束是否完好无损坏，遵循厂家说明书选择软室内镜合适的测漏方式，检查无误后在交接单上签字登记，如果检查有误或测漏失败应及时与科室沟通并退回。

（3）初洗：取一块清洁的低纤维软布在流动水下对软式内镜外表面进行擦洗，将拆分后的配件在流动水下进行冲洗，使用调压后的高压水枪冲洗软式内镜各管腔。

（4）洗涤：遵循厂家说明书对洗涤剂进行配制，取一块清洁的低纤维软布在配制好的洗涤剂液面下对软式内镜的外表面进行擦洗，软式内镜各管腔及附件使用专用的毛刷进行刷洗，刷洗后将附件放在专用网篮中，对软式内镜各管腔进行灌流，然后将软式内镜在洗涤剂中浸泡5分钟。

（5）内镜清洗机：将浸泡后的软式内镜放入内镜清洗机中，选择合适的清洗程序进行清洗消毒。

（6）干燥：使用经调压后的高压气枪在专用的低纤维台布上对软式内镜外观、附件及各管腔进行彻底干燥。

（7）转运：放在专用的转运筐中转运至检查包装灭菌区。

2.硬式内镜回收操作步骤

（1）准备工作：①工作人员戴口罩、帽子，穿隔离衣，戴手套，穿防护鞋等；②去污区环境应宽敞明亮整洁；③工具准备齐全，如专用操作台、专用清洗池、专用清洗毛刷、专用台布。

（2）交接：与科室人员当面交接，检查硬式内镜目镜端、物镜端视野是否清晰、有无裂痕，镜身是否表面光滑有无凹陷，导光端是否安装齐全并完好无损坏，附件是否齐全并完好无损。检查硬式内镜的各部件有无弯曲变形，弹簧有无断裂或失灵。检查无误后在交接单上签字登记，如果检查有误或测漏失败应及时与科室沟通并退回。

（3）拆分：将附件拆分到最小化并放入专用配件盒中。

（4）清洗：遵循厂家说明书选择合适的清洗方式，带有管腔的硬式内镜在上机清洗前需对管腔进行刷洗后再上机清洗。

（5）清洗消毒后进入检查包装灭菌区。

四、设备与监测

去污区的清洗消毒设备包括全自动喷淋清洗机、减压沸腾清洗机、内镜清洗消毒机、台式超声机、除锈箱等，均需按设备厂家提供的说明书制定操作步骤、注意事项及质量监测方法。

全自动喷淋清洗机

（一）操作步骤（图4-5）

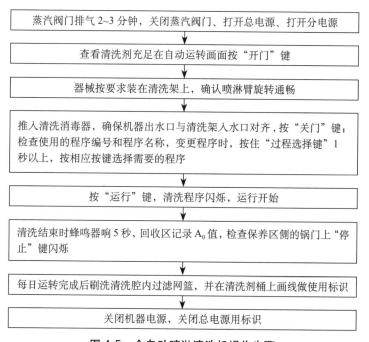

图 4-5　全自动喷淋清洗机操作步骤

（二）注意事项

1. 装载物品时，确认清洗架和物品不妨碍门的关闭和开启。开、关门时，请勿将手靠近门，防止被门夹伤。

2. 运行过程发生异常时，蜂鸣声报警，并且显示屏出现"异常表示"画面，请检查异常内容，然后按"异常解除"，再按"初始画面"；解除异常后重新运行程序。

（三）监测

1. 每锅次按规定记录 A_0 值，A_0 值应 ≥ 3000。

2. 按规定每月对每台清洗机的每一层进行清洗效果监测。

3. 清洗消毒器运行记录需存档半年。

减压沸腾清洗机

（一）操作步骤（图 4-6）

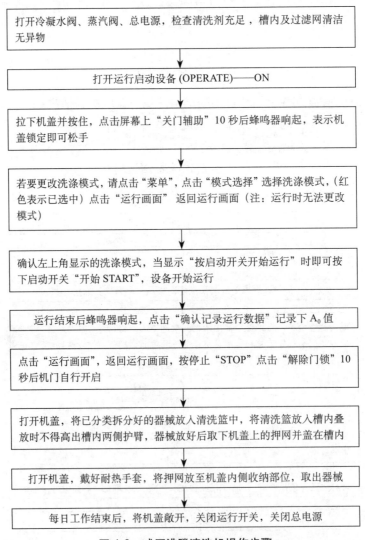

图 4-6　减压沸腾清洗机操作步骤

（二）监测

1. 每锅次按规定记录 A_0 值，A_0 值应 ≥ 3000。

2. 按规定每月对沸腾式清洗机进行清洗效果监测。

3. 清洗消毒器运行记录需存档半年。

内镜清洗消毒机

（一）操作步骤（图 4-7）

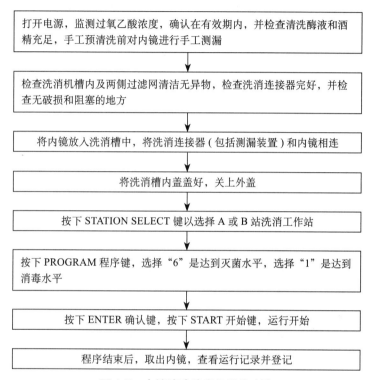

打开电源，监测过氧乙酸浓度，确认在有效期内，并检查清洗酶液和酒精充足，手工预清洗前对内镜进行手工测漏

↓

检查洗消机槽内及两侧过滤网清洁无异物，检查洗消连接器完好，并检查无破损和阻塞的地方

↓

将内镜放入洗消槽中，将洗消连接器（包括测漏装置）和内镜相连

↓

将洗消槽内盖盖好，关上外盖

↓

按下 STATION SELECT 键以选择 A 或 B 站洗消工作站

↓

按下 PROGRAM 程序键，选择"6"是达到灭菌水平，选择"1"是达到消毒水平

↓

按下 ENTER 确认键，按下 START 开始键，运行开始

↓

程序结束后，取出内镜，查看运行记录并登记

图 4-7 内镜清洗消毒机操作步骤

（二）注意事项

1. 内镜用毛刷与内镜一起放入机器进行清洗消毒，结束后放专用盒储存。

2. 运行过程中，系统报警，液晶显示屏上显示"Sheath Fail"故障信息，表明机器内镜测漏不合格，操作人员应按下两次"STOP（暂停）"按键，退出洗消程序，取出内镜送修。

（三）监测

1. 每日进行过氧乙酸浓度监测，有效期为 14 天。

2. 清洗机消毒器每 3 个月自消毒 1 次。

3. 清洗消毒器运行记录需存档半年。

台式超声机

（一）操作步骤（图 4-8）

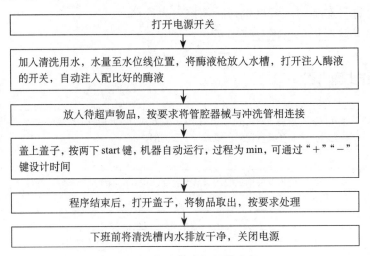

打开电源开关

↓

加入清洗用水，水量至水位线位置，将酶液枪放入水槽，打开注入酶液的开关，自动注入配比好的酶液

↓

放入待超声物品，按要求将管腔器械与冲洗管相连接

↓

盖上盖子，按两下 start 键，机器自动运行，过程为 min，可通过"＋""－"键设计时间

↓

程序结束后，打开盖子，将物品取出，按要求处理

↓

下班前将清洗槽内水排放干净，关闭电源

图 4-8　台式超声机操作步骤

（二）注意事项

1. 装载量不得超过水位线，也不得低于水位线（否则会报警），器械要全部浸在水中才能达到清洗效果。

2. 清洗用水每 4 小时更换，清洗槽内的水排净后，用清水冲洗清洗槽并刷洗漏斗。

3. 超声过程中会产生大量气溶胶，一定要关好门。

4. 酶的配比是 1 ∶ 200。

5. 对于污染特别严重及特殊感染性的器械应放在最后进行清洗并重新更换用水。

除锈箱

（一）操作步骤（图 4-9）

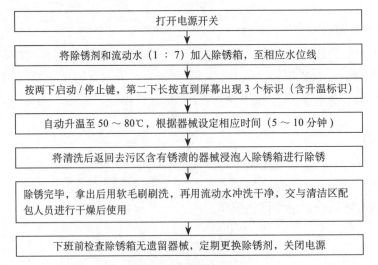

打开电源开关

↓

将除锈剂和流动水（1 ∶ 7）加入除锈箱，至相应水位线

↓

按两下启动 / 停止键，第二下长按直到屏幕出现 3 个标识（含升温标识）

↓

自动升温至 50 ～ 80℃，根据器械设定相应时间（5 ～ 10 分钟）

↓

将清洗后返回去污区含有锈渍的器械浸泡入除锈箱进行除锈

↓

除锈完毕，拿出后用软毛刷刷洗，再用流动水冲洗干净，交与清洁区配包人员进行干燥后使用

↓

下班前检查除锈箱无遗留器械，定期更换除锈剂，关闭电源

图 4-9　除锈箱操作步骤

（二）注意事项

1. 除锈剂浓度按比例调配，浸泡时间 5 ～ 10 分钟。

2. 每月更换 1 次，或污染后及时更换。

3. 浸泡器械时轻拿轻放，防止除锈剂溅入眼睛及身体，以免腐蚀。

4. 特殊器械（如金柄持针器、颅钻、活检钳等）不易浸泡，需要用刷子浸泡除锈液刷洗干净并用流动水冲洗。

第二节　检查包装与灭菌区

本区域负责对清洗后的器械进行分类、整理、保养、配备、包装与灭菌等技术操作，该区域设置几个岗：普通（常规）器械岗、专科手术器械岗、内镜岗、手术敷料岗、灭菌岗等。

一、普通（常规）器械岗检查包装

（一）岗位职责

1. 负责常规器械清洗、消毒后器械的整理、检查、保养、配置与包装等工作。

2. 掌握常规器械的检查、保养方法，保证器械完整、功能性完好及清洗质量的合格。清洗质量不合格的器械应返回去污区重新进行清洗并记录，锈蚀或损坏严重的器械应及时维修或报废。

3. 熟练掌握各类复用器械包包内容物的名称、数量。

4. 配包人员负责配包用物的准备、补充及请领工作。

5. 掌握追溯系统的使用方法，并能灵活应用。配包人员应掌握常规器械包的配置方法及要求，按照时间截点统计复用器械包的数量并打印条码信息，及时进行配置，做好数据统计并记录。

6. 包装人员应负责复用器械包的包装工作，严格执行查对制度，包装应完整、松紧适宜、包外标识清楚。

（二）工作标准

1. 器械配置前应充分进行干燥，对干燥后的器械轴节处，手工上油进行保养。

2. 按要求检查器械表面的清洗质量及功能性，器械表面、齿牙及轴节处应光洁，无污渍、血渍、水垢等残留物质，功能性良好。巾钳类器械卡在第一卡扣处，在掌心轻拍无弹开；剪刀类器械尖端无勾、无顿挫，用橡胶类物品测试其锋利度，剪切面应平整、光滑；治疗碗、药杯对光检查无砂眼，对于锈蚀或损坏严重的应及时维修或报废。

3. 配置人员应根据每周使用的敷料、针线等配包类耗材的使用量合理请领与储存，保证供应，避免浪费。

4. 配置人员依据打印的条码标识信息进行复用器械包的配置，核对器械包的名称及数量。按照先急救、后诊疗，先双器械、后单器械的原则进行配置；配置时器械轴节应全部打开，摆放的器械之间放置吸水纸。

5. 包装时应对照条码标识严格查对器械包和包内容物的名称、数量及摆放是否正确，选择大小合适的包装材料进行双层包装，应清洁、无破损，包装后的器械包松紧度适宜，无气角，用灭菌指示胶带固定，并粘贴含有 6 项信息的条码标识。

6. 器械包的重量 ≤ 7kg，对于不符合要求的器械包应重新进行处理。

（三）操作流程（图 4-10）

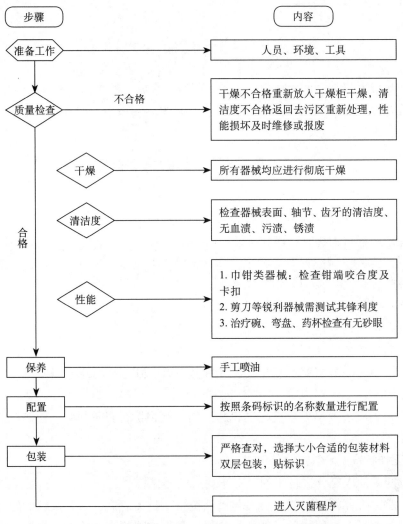

图 4-10 复用器械的检查、保养、配置与包装操作流程

（四）操作步骤

1. 准备工作

（1）人员：操作人员规范着装，戴圆帽，穿工作服及工作鞋，操作前做好手卫生。

（2）环境：宽敞明亮，操作台洁净无污物。

（3）工具：干燥柜、手电筒、专用润滑剂、器械整理盘、治疗巾、无纺布、包外标示码、包外指示胶带等。

2. 质量检查　对清洗后的器械进行检查、整理。

（1）干燥：检查清洗消毒后器械的干燥情况，所有器械均应彻底干燥。

（2）清洁度：检查器械表面、轴节、齿牙处有无污渍、血渍、锈渍。

（3）性能：巾钳类器械：检查前端咬合是否完整有无错位，卡其第一卡扣处掌心轻拍无弹开，说明功能完好；剪刀等锐利器械需测试其锋利度，将前端 2/3 处匀速剪切在"测试物"上，观察剪切面是否完整；治疗碗、弯盘、药杯类器械应检查器械表面有无污渍、血渍、锈渍并使用手电筒对光检查有无砂眼。

3. 保养　需要上油的器械应在轴节处手工喷油进行保养。

4. 配置　根据每天回收器械包的数量在条码追溯系统中打印标签；检查配包物品是否齐全；根据包内容物配置器械包，先配双器械包再配但单器械包，先配急救包再配护理包。

5. 包装　对包内容物进行检查，检查器械和敷料的清洁度，然后按照临床使用要求将器械和敷料按顺序摆放，先包内层治疗巾再包外层无纺布，选择大小合适的包装材料进行双层包装并包外标识明确，然后放入清洁的架子上待灭菌。

二、专科手术器械岗检查包装

（一）岗位职责

1. 负责专科手术器械清洗、消毒后的整理、检查、保养、配置及包装工作。

2. 掌握专科手术器械检查与保养的方法，检查各类专科器械是否充分干燥，完全干燥后按要求对器械进行手工上油保养。负责对每件器械进行检查，保证器械的完整性、功能及清洗质量，对于清洗质量不合格的应重新清洗，锈蚀或损坏严重的应及时维修或报废。

3. 熟练掌握各类复用器械包包内容物的名称、数量。

4. 掌握专科手术器械的结构，对拆分清洗的器械进行正确组装，并保证配套完整。

5. 掌握管腔类器械的检查、保养方法，带有管芯的器械应保证配套完整。

6. 根据专科手术器械的大小，选择合适规格的纸塑封装袋，并掌握纸塑封装的要求。

7. 负责塑封机性能检测及结果判定，并做好结果记录。

8. 掌握专科手术器械盒的包装要点，并选择合适的包装材料。

9. 掌握追溯系统的使用方法，并能灵活应用。

（二）工作标准

1. 在带有光源的放大镜下，检查器械的清洁度及功能性，器械表面、齿牙及轴节处应光洁，无血渍、污渍等残留物质，巾钳类器械卡在第一卡扣处，在掌心轻拍无弹开；对于眼科剪、显微剪等剪刀类器械尖端应无钩、无顿挫，用橡胶类物品测试其锋利度，剪切面应平整、光滑；治疗碗、药杯对光检查无砂眼，对于清洗质量不合格的应重新清洗，锈蚀或损坏严重的应及时维修或报废。

2. 管腔类器械应检查管芯与管腔是否配套，用高压气枪检查管腔内壁有无水渍、污渍及干燥度。

3. 对于干燥后的器械手工上油进行保养，拆分的器械先进行组装；精密易损的器械按要求佩戴保护套，选择大小合适的纸塑封装袋进行封装，封装时封口机与热封区域的宽度应≥6cm，器械距包装袋封口≥2.5cm。

4. 包装时，器械突出部应朝向纸塑袋的塑面，以免损坏包装袋；装筐摆放时，纸塑封装袋应竖放，方向一致。

5. 带有专用器械盒的专科手术器械，包装时应注意保护，盒内放置吸水纸，选择大小合适的包装材料进行双层包装。

6. 每日对塑封机进行封口测试，封口强度必须统一连续形态，没有皱纹或漏道。

（三）操作流程（图 4-11）

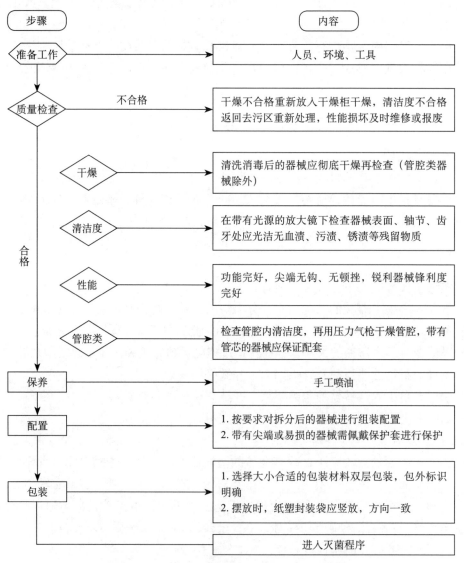

图 4-11 手术精密器械检查、配置与包装操作流程

（四）操作步骤

1. 准备工作：①人员。操作人员规范着装，戴圆帽，穿工作服及工作鞋，操作前做好手卫生。②环境。宽敞明亮，操作台洁净无污物。③工具。光源放大镜、压力气枪、标识牌、保护帽、专用润滑剂、低纤维絮擦布、治疗巾、专用包装棉布、包外标识码、包外指示胶带等。

2. 清洗消毒后的器械应彻底进行干燥，耐湿热的器械首选干燥设备进行干燥，根据器械材质不同选择适宜的温度。

3. 管腔类器械可采用压力气枪进行彻底干燥，不耐湿热的器械可采用低纤维擦布擦拭干燥，动力工具应遵循厂家说明书进行干燥。

4. 目测或在带光源的放大镜下检查器械表面、轴节、齿牙处应光洁，无血渍、污渍、锈渍等残留物质，检查器械表面是否完整，器械尖端及棱角有无压痕、变形、磨损，检查器械卡锁处应闭合关节，固定在第一卡扣处，再轻拍掌心，卡锁应不会自动弹开解锁。

5. 管腔类器械，检查器械表面有无血渍、污渍、锈渍等残留物质及管腔有无弯曲、变形，选择大小合适的通条检查管腔内壁，带有管芯的器械应保证配套。

6. 手工上润滑油对器械进行保养。

7. 根据器械配置的规程或图示及器械配置清单核对器械的名称、数量和规格。

8. 按要求对拆分后的器械进行组装、配置。

9. 带有尖端或易损的器械需佩戴保护套进行保护，带有器械盒的器械应按照器械分层托盘或盛装容器上的图示分别放入固定位置。

10. 器械配置完成后按要求放入包内化学指示物。

11. 核对：包装前再次根据器械配置清单进行双人核对。

12. 根据灭菌方法、器械的大小、规格选择相应的包装材料进行双层包装，包外标识清楚，标识具有可追溯性。

13. 摆放时纸塑封装袋应竖放、方向一致。

三、内镜检查包装岗

（一）岗位职责

1. 负责软式内镜、硬式内镜的检查、保养与包装等工作。

2. 掌握软式内镜、硬式内镜的名称及特点；熟悉各类软式内镜、硬式内镜配件数目及组装方法，选择正确的灭菌方式及包装材料。

3. 掌握内镜的检查、保养及包装方法，并按要求进行检查、保养、包装，全程轻拿轻放，做好保护。

4. 掌握追溯系统的使用方法，并能灵活应用。

（二）工作标准

1. 在专用转运筐内取出软式内镜，在软式内镜整理工作站中检查软式内镜镜头是否清晰，外表面有无破损、压痕，对光检查导光束及功能是否良好，检查、组装附件后并进行包装。

2.根据软式内镜结构的不同，带有安全阀的软式内镜应先装安全阀，再进行包装；带有防水帽的软室内镜，应先卸下防水帽，再进行包装。

3.检查包装时，全程轻拿轻放，做好保护。

4.硬式内镜检查表面的清洁度及外观有无弯曲、变形及折痕，检查目镜和物镜有无模糊、裂痕，如有问题及时与去污区人员沟通确认。

5.按要求对硬式内镜镜鞘、阀门等活动部位进行手工上油保养。

6.检查无误后，按要求固定摆放在硬式内镜专用盒内。

7.遵循厂家说明书选择合适的灭菌方式。

8.结束后整理用物及操作台。

（三）操作流程（图 4-12）

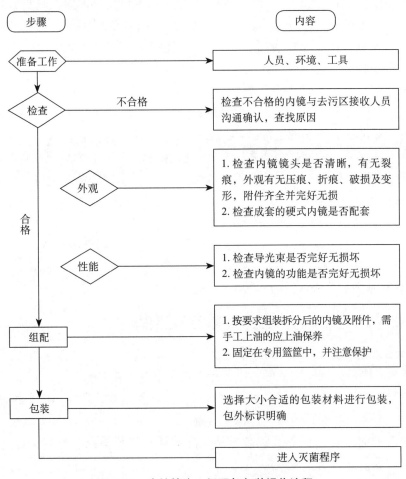

图 4-12　内镜检查、组配与包装操作流程

（四）操作步骤

1.准备工作

（1）人员：操作人员规范着装，戴圆帽，穿工作服及工作鞋，操作前做好手卫生。

（2）环境：宽敞明亮，操作台洁净无污物。

（3）工具：专用操作台、保护套、化学指示卡、包外标识、塑封袋、封口机。

2. 交接：检查内镜的外观及性能。

（1）外观：检查内镜镜头是否清晰、有无裂痕，外观有无破损、压痕、折痕或弯曲变形，附件齐全有无损坏，检查成套的硬式内镜是否配套。

（2）性能：检查导光束的导光性能是否完好，外观有无损坏；检查内镜的功能是否完好，检查硬式内镜弹簧有无断裂或失灵。

（3）检查无误后在交接单上签字登记，如果检查有误应及时与科室沟通并退回。

3. 组配：按要求对拆分后的附件进行组装，需上油的附件或硬式内镜应手工上油后再组装，将内镜固定在专用篮筐中并注意保护，软式内镜无硬式固定盒的需在物镜端戴保护帽保护。

4. 包装：选择大小合适的包装材料进行包装并包外标识明确。

5. 进入灭菌程序。

四、手术敷料岗检查包装

（一）岗位职责

1. 负责全院手术间的手术敷料，对被服中心清洗的棉布类敷料进行清洗质量检查。

2. 负责制订请领计划，定期清点、报销和补充，做到账物相符。

3. 负责与专科临床科室沟通，及时统计敷料包名称及数量，做好交接。

4. 掌握追溯系统的使用方法，做好记录，及时追溯。

5. 掌握各类敷料包的包内容物及相关检查、折叠方法。

6. 负责各类敷料包的配置，根据临床科室的需求配置相应的手术敷料包。

7. 负责各类敷料包的包装工作，做好核对工作，保证包外标识正确。

（二）工作标准

1. 与手术科室人员交接时，应共同清点敷料，登记名称、规格及数量，并在交接单上签字、确认。

2. 严格检查敷料的清洁度及完整性，无污渍、血渍、毛发等残留物，敷料无潮湿、无破损，对于清洗质量不合格的敷料应重新进行处理。

3. 配置好的敷料包应严格执行查对制度，由专人对包内容物进行核对。

4. 内层选择棉布类包装材料进行双层包装，外层选用大小合适的无纺布包装材料进行双层包装。

5. 手术敷料应有专人保管、专架放置，新棉布类包装材料应先进行清洗、脱浆后再使用。

6. 消毒与未消毒的敷料应标识清楚，严禁混放。

7. 根据临床科室每日填写的申请单配置相应的敷料包。

8. 手术敷料包的重量≤5kg，对于不符合要求的器械包应重新进行处理。

（三）操作流程（图4-13）

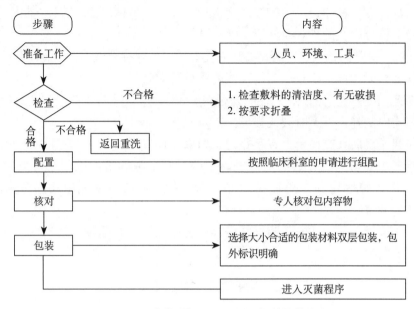

图4-13　手术敷料折叠、配置、包装操作流程

（四）操作步骤

1. 工作人员按检查包装区要求着装，操作台应清洁、干燥、无杂物，操作开始30分钟前停止清扫。

2. 每日由手术科室填写申请单，包括敷料包名称、规格及数量并签名。

3. 与手术科室或洗衣房交接清洁敷料共同清点的，并在交接单上签字、确认。

4. 清洁敷料按要求折叠，折叠过程中严格检查敷料的清洁度及完整性；合格敷料应无污渍、血渍、毛发等残留物，敷料无潮湿、无破损，对于不合格的敷料应重新进行清洗或报废。

5. 按照手术科室的申请单打印包外标识条，并按照包内容物进行组配。

6. 严格查对制度，由专人核对检查配置的敷料包内容物及数量。

7. 包装时应按要求完成内层包装，并选择大小合适的无纺布双层外层包装，贴包外标识条，待灭菌。

五、灭　菌　岗

本岗位负责对封装后所有消毒合格的物品进行灭菌，包括高温灭菌和低温灭菌。

（一）岗位职责

1. 负责所有复用器械、器具的灭菌工作。按照厂家说明书选择合适的灭菌方式，如高温高压灭菌、环氧乙烷灭菌、过氧化氢低温等离子灭菌。

2. 熟练掌握各类灭菌设备的原理、性能要求、操作程序及常见故障排除，认真做好灭菌前的准备工作。

3. 熟练掌握追溯系统的操作方法。负责复用器械、器具灭菌循环的追溯及确认。

4. 熟悉消毒技术规范中的装载要求，负责器械包、敷料包的装载。按灭菌原则进行灭菌操作，在运行中，密切观察程序运行情况，如有异常及时处理。

5. 负责灭菌器的日常维护和保养，能判断和排除灭菌设备常见故障，不能排除故障的及时汇报，并联系维修人员。

6. 负责做好各项设备监测的记录工作，保存完好，存放备案。

（二）工作标准

1. 灭菌的人员应经过专业培训并持有消毒证才可上岗。

2. 器械包重量 ≤ 7kg，敷料包 ≤ 5kg，对不符合要求的应重新处理。

3. 每日对灭菌器进行排汽及预热工作，每日做 B-D 测试，每锅次做批量监测，每周一做生物监测，并保留打印记录。

4. 按照消毒灭菌原则，完成装载及运行工作，密切观察并记录运行数据，包括锅号、锅次、灭菌温度、压力、时间、灭菌物品。

5. 对每个待灭菌物品按要求检查物品的外包装完整性、包外条形码标签等，扫描录入追溯系统，并进行灭菌审核。

6. 定期对设备进行保养，出现故障及时上报并联系维修人员。

7. 按照厂家说明书选择合适的灭菌方式，按照要求进行装载，根据灭菌物品结构不同选择合适的灭菌程序。高温灭菌时，同类物品应摆放在一起，灭菌包竖放，包的上下左右应留有空间，容器通风孔应打开并置上下方向；布类物品放上层，金属及其他物品放下层；大包在上，小包在下；物品勿接触灭菌器内壁；物品装量应控制在灭菌容器的90%，不宜装载过满。

8. 低温灭菌的器械、器具灭菌前应充分干燥；使用专用包装材料和容器。

（三）操作流程（图 4-14）

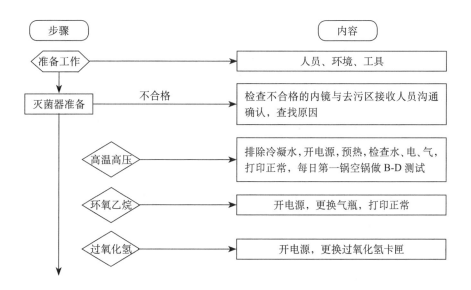

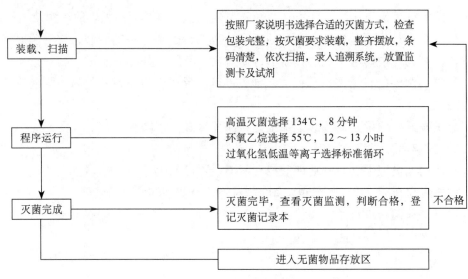

图 4-14　灭菌操作流程

（四）操作步骤

1. 工作人员按标准着装，环境应宽敞、明亮、整洁，灭菌柜准备完好。

2. 高压蒸汽灭菌柜操作前应打开阀门进行排气，排除残留的冷凝水，检查密封圈及前封板和门板有无杂质和损坏；打印机开关正常，无卡纸，每日第一锅空锅做 B-D 测试，合格后准备消毒灭菌。

3. 环氧乙烷打开电源，准确设置温度、压力、时间，更换新环氧乙烷气瓶，检查打印机开关正常，无卡纸，检查门封条是否完好。

4. 过氧化氢低温等离子应打开电源开关，保证内壁清洁干燥，定期更换过氧化氢卡匣。

5. 按照厂家说明书选择合适的灭菌方式，检查包装完整性，按照灭菌要求装载，整齐摆放，条码标识清楚，依次扫描录入追溯系统，放置化学监测卡和生物指示剂。

6. 关闭密封门，选择相应的灭菌程序，高温灭菌选择 134℃，8 分钟，环氧乙烷选择 55℃，12～13 小时，过氧化氢低温等离子选择标准循环模式，灭菌过程中，操作人员应随时监测，如有异常，应及时处理。

7. 灭菌完毕，查看灭菌监测结果，判断灭菌是否合格，登记灭菌效果监测记录本，不合格者查明原因，重新进行包装，进行灭菌处理；灭菌结束后，进入无菌物品存放区，取出物品，上架储存备用。

六、灭菌相关设备操作流程及监测

（一）压力蒸汽灭菌器

1. 操作流程　见图 4-15。

打开蒸汽阀门和总电源，打开冷凝水阀门，排水 10（夏）～ 20（冬）分钟

检查密封圈是否牢固，有无凸起，灭菌舱是否洁净，用湿布擦拭，检查记录纸是否需要更换

打开分电源，关闭冷凝水阀门，打开分汽阀，设备自动预热，检查打印机是否开启

将 B-D 测试包放入灭菌车内，选择 B-D 程序，关好门，按启动键，程序约 20 分钟

听到"滴"响时程序结束，B-D 测试结束后检查是否合格，如合格可以进行下一步灭菌操作；不合格则停用，通知维修人员进行维修

按照规范装载灭菌物品，将灭菌车推入灭菌室，选择相应程序，关好门，按启动键，灭菌过程中观察设备运营情况、灭菌参数

听到"滴"响时程序结束，灭菌程序结束后，在无菌区打开灭菌室门，将灭菌车拉出，取出批量监测包检查，灭菌合格，冷却 30 分钟后，灭菌物品按要求检查、卸载，将灭菌车推回灭菌柜，关好门

检查包装区，检查物理监测打印合格并记录，打开柜门，取出灭菌车进行下一灭菌循环

每天工作完成后依次关闭设备电源、设备蒸汽阀、分电源、总电源循环

图 4-15　压力蒸汽灭菌器操作流程

2. 相关监测

（1）每日第一锅空锅做 B-D 测试。

（2）每锅打印运行参数进行物理监测；每个灭菌物品外均贴标识条码及化学指示胶带进行化学监测；每锅次进行批量监测。

（3）每周一进行灭菌柜生物监测；灭菌柜新安装、移位和大修后按技术规范要求进行物理监测、化学监测及生物监测，合格后方可使用。

（4）每年由相关部门进行灭菌设备及安全附件的监测。

（二）环氧乙烷灭菌器

1. 操作流程　见图 4-16。

确认压缩空气管路末端压力表读数超过 3.5kg/cm^2，打开电源，确定灭菌器处于待机状态

开门放置新的环氧乙烷气瓶，将空气瓶取出后用纱布擦拭槽底部，新气瓶放置后不能再取出，用软布清洁炉腔内壁、出口，炉门内表面、封条，灭菌器外表面

用 PDA 扫描环氧乙烷灭菌器右上角的环氧乙烷程序条形码，并扫描灭菌物品，将灭菌物品放入篮筐中，物品间留有间隙，纸塑袋应纸面对塑面秩序放置

↓

将灭菌器门合上，通过"+""-"号箭头选择灭菌温度（55℃）时间（12 小时），关门，按 start 键，打开解析器，打印 PDA 灭菌物品标签

↓

灭菌结束后在发放区将门把横置，待压力上升至 980～990kPa，打开舱门，将低温物品全部取出，检查灭菌是否合格；关舱门前先按 stop 键，再将门把竖直

↓

回灭菌间，等灭菌报告打印完毕，返回待机状态；开门，取出空的气瓶、化学监测卡、生物监测和灭菌记录打印纸，在环氧乙烷灭菌记录本上登记

↓

关闭解析器，关闭电源，待生物监测 4 小时合格后在电脑上进行审核

图 4-16 环氧乙烷灭菌器操作流程

2. 注意事项

（1）灭菌物品不宜太多，不要超过灭菌筐承载度，禁忌物品为液体、膏剂、粉剂、吸附力较强的棉布、海绵。

（2）取出灭菌物品后应前先按 stop 键，再关舱门；使用后的环氧乙烷气瓶及时取出。

（3）生物监测包应放置于灭菌柜中间最难灭菌处。

3. 相关监测

（1）物理检测：每次灭菌应连续监测并记录灭菌时的温度、压力和时间等灭菌参数，灭菌参数应符合灭菌器的使用说明或操作手册的要求。

（2）化学监测：每个灭菌物品包外使用化学指示胶带；每个包内放置环氧乙烷化学指示卡，通过观察其颜色变化判定是否达到灭菌要求。

（3）生物监测：每灭菌批次做生物监测。

（三）过氧化氢低温等离子灭菌

1. 操作流程 见图 4-17。

灭菌器处于备用状态，点击触摸屏即进入登录界面

↓

输入操作者信息及密码，通用操作者名称和密码均为小写字母"o"，高级管理者名称和密码均为小写字母"s"

↓

使用脚触开关或点击屏幕"门打开"按钮打开舱门，按装载要求装载灭菌物品，放入生物监测指示剂

↓

如果屏幕显示黄色提示框"请更换新的（消毒盒）"，根据提示和卡匣使用要求完成卡匣的插入

↓

$$\downarrow$$

根据灭菌物品选择灭菌模式（STANDARD 循环 /FLEX 循环 /DOC 循环 /EXPRESS 循环）点击运行，蓝色屏幕显示正常进度

根据灭菌物品选择灭菌模式（STANDARD 循环 /FLEX 循环 /DOC 循环 /EXPRESS 循环）点击运行，蓝色屏幕显示正常进度

绿色屏幕闪现"循环已成功完成"，点击完成键确认，设备自动开门并打印灭菌物理监测结果，确认打印信息"processComplete"循环完成字样

取出检查各灭菌物品并检查灭菌包化学指示变色情况，确定器械搁架回归原位，点击关闭舱门键关闭舱门，按要求完成生物试剂培养操作，粘贴打印纸化学检测

图 4-17　过氧化氢低温等离子灭菌器操作流程

2. 注意事项

（1）禁忌物品：油、纸、木、粉、布，所有物品应充分干燥。

（2）每锅放置过氧化氢指示卡、生物试剂，放于下层最难灭菌处。

（3）装载物品时应整齐摆放，不应超过容量的 2/3，不应接触舱体和舱门，不要遮挡监测灯，不要将灭菌舱作为物品储存仓。

（4）金属物品和纺织物应交叉叠放，利于过氧化氢的扩散。

3. 相关监测

（1）物理监测：每次灭菌应连续监测并记录每个灭菌周期的临界参数，如舱内压、温度、过氧化氢的浓度、电源输入和灭菌时间等灭菌参数。灭菌参数符合灭菌器的使用说明或操作手册的要求。

（2）化学监测：每个灭菌物品包外应使用包外化学指示物，作为灭菌过程的标志；每包内最难灭菌位置放置包内化学指示物，通过观察其颜色变化，判定其是否达到灭菌合格要求。

（3）生物监测：应每天至少进行 1 次灭菌循环的生物监测，监测方法应符合国家的有关规定。

（四）塑封机

1. 操作流程　见图 4-18。

打开电源，当屏幕显示时，按两下 ok 键，机器自动加热

根据包装材料设置参数，等待温度上升至调节温度，高温灭菌封口温度设定为 180℃，低温灭菌设定为 130℃

每日取出封口性能测试条，将其置于 ≥ 20cm 的塑封材料内

测试时先按下 PRINT 键，再按两下 ok 键，屏幕显示"start test"方可测试，打印操作者、测试日期、温度、压力等信息

$$\downarrow$$

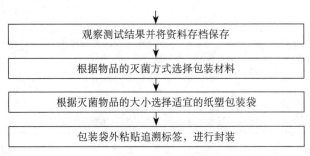

| 观察测试结果并将资料存档保存 |
| 根据物品的灭菌方式选择包装材料 |
| 根据灭菌物品的大小选择适宜的纸塑包装袋 |
| 包装袋外粘贴追溯标签,进行封装 |

图4-18 封口机操作流程

2.注意事项

(1) 封口机热封区域的宽度应≥6mm,保证包装密闭性。

(2) 封口处与袋子的边缘可≥2cm以方便使用者打开包装。

(3) 应注意选择包装材料的尺寸,器械距包装袋封口≥2.5cm。

(4) 封口强度必须统一连续形态,没有皱纹或漏道。

(5) 使用封口机封纹的宽度和强度应至少等同于所使用塑封材料周边的宽度和强度。

3.相关监测 每日对塑封机进行封口测试,封口强度必须统一连续形态,没有皱纹或漏道。

第三节 无菌物品存放区

灭菌后的物品进入该区域,由工作人员检查合格后分类上架保存,进入发放状态。

一、岗位职责

1.负责经灭菌后物品的卸载、存放、发放、记录等工作。

2.灭菌后器材进入无菌存放区后,应按照无菌器材卸载原则处理并进行灭菌后的信息采集。经验收合格后应分类、分批、分架存放在无菌器材区内。

3.负责每日无菌器材基数的清点,保证各类常规器材供应充足、及时,应严格执行发放查对制度,湿包、无标识包、过期包等禁止发放。遵循先进先出、近期先出、远期后出的原则。

4.严格执行交接班管理制度、查对制度并认真及时、准确记录交接班时清点各类器械的数量。保持无菌器材存放区干净、干燥,每天定时清扫卫生。存放区内应无尘土、水迹。存放架、车应整齐清洁,避免无菌器材的污染。

5.指导、督促、协调下送无菌器械包人员的发放工作。并保证所供应无菌器械包的质量。应用沟通交流技巧,协调好科内、外人员的人际关系,树立良好的服务形象。

二、工作标准

1.工作人员按要求着装,各类物品分类放置,合理摆放。

2.经灭菌后的复用器械包、敷料包应通过双扉的高压蒸汽灭菌柜在无菌物品存放区的一侧门进入，严禁未经过灭菌的器械及发出未使用的无菌包等进入该区；该区使用的周转车辆不得随意出入；传递窗为互锁式，所有物品通过该通道进行发放，不发放时处于关闭状态。

3.工作人员在进行灭菌后器械包、敷料包的卸载时，认真检查每个无菌包，做到包装完整、干燥，包外指示物变色合格，标识日期正确，批量监测合格；分类放置在存放架上，并做好标识。

4.无菌器械包、敷料包发放时应遵循先进先出、近期先发、远期后发的原则，并严格执行消毒供应中心的查对制度。发放记录应完整，具有可追溯性。

5.各类急救器械包和常规器械应保持两天的周转基数，每天认真清点基数，根据临床需求情况调节周转基数，确保各类器材满足临床供应。

6.无菌物品存放区温度控制在24℃以下，湿度在70%以下，保持存放区干净、干燥。存放区内应无尘土、水迹。存放架、车应整齐清洁，避免无菌器材被污染。

三、工作流程

无菌物品发放工作流程见图 4-19。

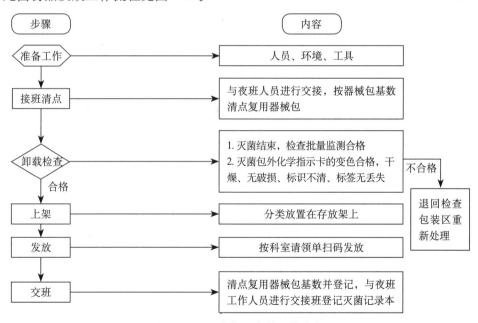

图 4-19　无菌物品发放工作流程

四、操作步骤

1.工作人员按着装要求上岗，存放架或物柜保持清洁、干燥、无杂物，操作开始30分钟前停止清扫。

2.与夜班人员进行交接班，按器械包基数清点复用器械包并登记。

3.灭菌结束后应及时进行检查，灭菌包外化学指示卡的变色合格，干燥、无破损、标识不清、标签无丢失，批量监测合格，需冷却，冷却时间应＞30分钟，不合格应及时查找原因、退回检查包装区并重新处理。

4. 灭菌物品冷却后，复用器械包按要求配置无菌针线，分类放置在存储架上。

5. 发放时应遵循先进先出、近期先发、远期后发的原则，发放前进行手消毒；植入物及植入性手术器械应在生物监测合格后方可发放；发放人员扫描请领科室条形码，追溯系统显示科室名称核对无误后，根据其请领单进行发放。

6. 清点复用器械包基数并登记，与夜班工作人员进行交接班。

五、相 关 监 测

每月随机抽取 3 个无菌复用器械包送医院感染与疾病控制科进行细菌学监测，并将结果及时登记。

第四节 外来医疗器械的管理

外来医疗器械是指由医疗器械生产厂家、公司租借或免费提供给医院可重复使用的医疗器械。其特点为价格昂贵，物品过大、过重、种类繁多、结构复杂、专业性强，且很多为临时使用或租用，是医院手术器械管理的重点和难点。

一、外来医疗器械管理要求及职责划分

（一）管理要求

1. 外来医疗器械应按照 WS 310.2 的规定由医院消毒供应中心（CSSD）统一清洗、消毒、灭菌。

2. 医院根据国家有关医疗器械管理的规范要求，制订符合本单位实际外来医疗器械管理制度。由医院指定相关职能部门牵头协调相关管理部门与临床科室共同制订与执行。

3. 外来医疗器械的管理制度应包括审证、验证、采购、使用通知、器械接收、清洗消毒、包装及灭菌、确认监测合格、使用记录、质量追溯管理相关内容与工作流程。

4. 医院应对外来医疗器械公司的资质和医疗器械的合格证明文件进行认证，签订合同，明确双方的责任。

5. 医院应明确外来医疗器械院内运送工作流程，明确相关科室记录及交接文件，并告知医疗器械公司或供应商相关信息。做到提高效率，交接准确，责任分工明确，记录具有可追溯性。

6. 医院应明确外来医疗器械送达的时间要求，并告知医疗器械公司或供应商，以保证 CSSD 有足够时间对外来医疗器械进行符合规范要求的处理。

（二）相关部门管理职责

1. 医疗保障中心职责

（1）对外来医疗器械公司的资质和医疗器械的合格证明文件进行认证，签订合同。并对外来医疗器械使用情况进行质量监控，发生不良事件或其他问题时，及时采取应对措施并记录，记录具有可追溯性。

（2）要求外来医疗器械公司提供外来医疗器械产品清单（图谱），每次送 CSSD 时应附上每套手术器械的数量、种类、规格等内容清单。

（3）要求外来医疗器械公司向医院提供器械处理说明书，内容包括器械拆卸、清洗、消毒、包装、灭菌方法、灭菌周期及灭菌参数等信息，并提供培训及说明或操作指引。

（4）对没有履行合同、不能提供器械说明书的外来租借医疗器械公司有权与其终止合同。

2. 护理部职责

（1）监督 CSSD、手术室执行外来医疗器械的管理流程。

（2）根据工作量合理调配 CSSD 的工作人员。

（3）发生可疑医疗器械所致医源性感染时，参与并协调 CSSD 和相关部门进行调查分析，提出改进措施。

3. 医院感染管理部门职责　医院感控科在职权范围内，对外来医疗器械的管理履行以下职责。

（1）落实岗位培训制度，将外来医疗器械相关医院感染预防与控制知识纳入 CSSD 人员的继续教育计划，并为其学习、交流创造条件。

（2）对外来医疗器械的清洗、消毒、灭菌工作和质量监测进行指导和监督，定期进行检查与评价。

（3）发生可疑外来医疗器械所致的医源性感染时，组织、协调 CSSD 和相关部门进行调查分析，提出改进措施。

4. 手术室职责

（1）手术室应拒绝接收不是在本院 CSSD 清洗、消毒、灭菌的任何外来医疗器械进入。

（2）使用外来医疗器械前，手术医师、手术室护士应接受专业培训，以掌握器械的基本性能和操作方法。

（3）医疗器械公司或供应商原则上不允许进入手术室，如技术人员必须进行现场指导器械使用时，应事先经过手术室护士长的同意并进行必要的培训后方可进入，每次限一人。

（4）手术室不负责保管外来医疗器械，手术结束后，由手术室护士对外来医疗器械进行清点后交给 CSSD 清洗消毒。

二、外来医疗器械岗位管理

（一）岗位职责

1. 本岗人员应具备较强的责任心和慎独精神。

2. 了解外来医疗器械与植入物的基本目录、器械分类和基本用途。

3. 根据器械说明书提供的参数，做好建立外来医疗器械及植入物清洗、消毒、灭菌操作流程。

4. 确保首次接收的外来医疗器械及植入物在医院允许使用范围内。

5. 负责对灭菌参数进行有效性测试及湿包检查，确认清洗消毒的效果，根据测试方法和结果完善操作流程并执行。

6. 常规接收时，根据手术通知单接收外来医疗器械及植入物，并根据医疗器械供应商提供的配置清单清点、核对医疗器械，确保医疗器械接收时准确无误、功能完好。

7. 熟练掌握各类外来医疗器械及植入物的名称和包内容物，并掌握相关工作标准和操作流程。

8. 负责外来医疗器械及植入物的交接、回收、清点、分类、清洗消毒、灭菌及数据汇总工作。

9. 熟练掌握各类器械的材质、结构功能及精细程度，选择正确的清洗消毒灭菌方式，确保质量。

10. 负责外来医疗器械及植入物清洗消毒后的整理、保养、配置及包装工作。

11. 根据外来医疗器械及植入物的大小，选择适宜的包装材料和包装方式。

12. 负责对使用后的外来医疗器械及植入物的清洗消毒，并依据医疗器械配置清单信息，与医疗器械供应商进行交接、归还。

13. 负责收集记录外来医疗器械及植入物管理情况及医疗器械处理相关数据并留档保存，记录具有可追溯性。

（二）工作标准

1. 人员：操作人员规范着装，做好个人防护，去污区人员应穿隔离衣，戴圆帽、口罩、帽子、手套，穿胶鞋。

环境：宽敞明亮，专区专台操作。

物品：清洗筐、标识牌、密纹筐、压力水枪、压力气枪、带光源放大镜、专用润滑剂、装载篮筐、低纤维擦布。

2. 外来医疗器械与植入物清洗、消毒、灭菌技术操作与方法应遵循医疗器械说明书。

3. 首次接收应确认供应商及其提供的外来医疗器械及植入物均已获得医院相关职能部门的审核许可。

4. 首次接收应在医院第一次开展此类医疗器械的手术之前完成。

5. 检查外来医疗器械及植入物的使用说明书，并依据医疗器械配置清单接收清点。

6. 在相对独立的区域接收，不应与其他医疗器械混放，将可拆卸的医疗器械拆分到最小化，较小零件应放于密纹筐内，防止丢失。

7. 接收时应根据医疗器械配置清单与医疗器械供应商共同清点、核对医疗器械、植入物及动力工具的名称、数量、规格；检查医疗器械、植入物、动力工具及盛装容器的清洁度、功能性及完整性，检查无误后双方在交接单上签字确认，留存记录，保证可追溯性。

8. 根据外来医疗器械及植入物的说明书、材质特性、结构特点和清洗要求进行分类。

9. 同一套器械，同一患者使用的器械分类后应进行标识，避免混淆。

10. 结构复杂的器械，如孔隙类、关节类、锉刀类、管腔类器械及精密器械应采用手工和机械结合的清洗方式。

11. 植入物采用机械清洗时应使用专用的盛装容器，加盖清洗，不可使用润滑剂。

12. 耐湿热的器械首选干燥设备进行干燥；管腔类器械采用高压气枪进行彻底干燥；不耐湿热的器械可采用低纤维絮布擦拭干燥。

13. 外来医疗器械宜与常规器械分台进行保养，动力工具的检查保养应遵循生产厂家的使用说明书进行，并选择专用润滑剂进行保养。

14. 清洁度检查方法以目测为主，结构复杂、精密的器械可配以带光源的放大镜进行检查。

15. 按照器械配置清单，核对器械的名称、数量和规格，锐利器械应采取相应的保护措施。

16. 根据灭菌方法及器械的大小、规格、重量选择与其相适应的包装材料。

17. 外来医疗器械与植入物常规灭菌时，应采用经首次灭菌测试盒的灭菌方式及灭菌参数。

18. 植入物应每批次进行生物监测，合格后方可放行。

19. 紧急情况灭菌植入物时，使用含第 5 类化学指示物的生物 PCD 进行监测，化学指示物合格可提前放行，生物监测结果应及时通知使用部门。

20. 灭菌装载时，灭菌包之间不可堆叠，应使用层架装载，利于灭菌介质的穿透。

三、外来医疗器械及植入物的灭菌记录具有可追溯性

（一）操作流程

1. 首次接收操作流程　见图 4-20。

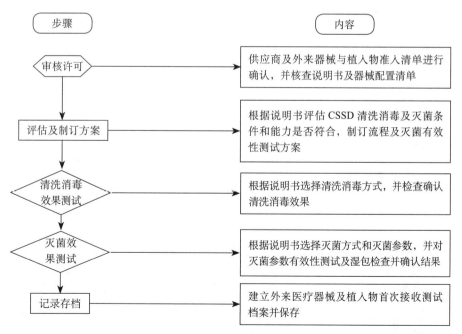

图 4-20　首次接收测试流程

2.首次接收操作步骤

(1) 首次接收外来医疗器械及植入物,应根据医院相关部门提供的供应商、外来医疗器械及植入物准入清单进行确认。

(2) 检查器械厂商提供的说明书与器械是否匹配,是否符合规范要求。

(3) 评估 CSSD 具备对该器械清洗消毒及灭菌的条件及能力。

(4) 应在去污区设置相对独立区域接收,操作人员规范着装,做好个人防护。物品准备齐全,包括清洗筐、标识牌和密纹筐等。

(5) 根据医疗器械配置清单清点核查器械、植入物及动力工具的名称、数量和规格。

(6) 检查医疗器械及盛装容器的清洁度和器械功能是否完好,器械是否完整,有无压痕、凹陷,切削刃、螺钉有无磨损缺失,运动部件应检查灵活性等,若有污渍或损坏应及时与器械供应商沟通并更换。

(7) 根据说明书制订操作流程和测试方案,对外来医疗器械与植入物清洗消毒并确认效果;对外来医疗器械进行灭菌参数有效性测试及湿包检查并确认结果。

(8) 记录测试合格的实际参数,作为该器械及植入物常规清洗消毒灭菌的执行规程,并将资料存档。

(二)外来医疗器械常规接收操作流程及操作步骤

1.外来医疗器械常规接收流程　见图 4-21。

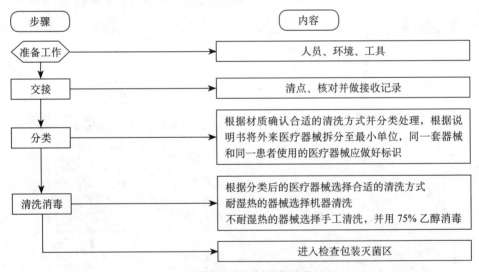

图 4-21　外来医疗器械常规接收流程

2.外来医疗器械常规接收操作步骤

(1) 工作准备:①工作人员戴口罩、帽子,穿隔离衣,戴手套,穿防护鞋等;②去污区环境应宽敞明亮整洁;③工具准备齐全,如专用清洗筐,专用毛刷,标识牌。

(2) 交接:①按器械供应商提供的器械配置清单清点器械、植入物及动力工具,核对其名称、数量、规格,检查其盛装容器的清洁度、功能性及完整性,尤其应重点检查复杂器械及植入物的功能部位。②接收记录。记录患者信息、手术信息、器械、植入物及动力工具信息、送货信息。

（3）分类：评估器械材质的特点，将耐湿热器械与不耐湿热器械分类；按照说明书将可拆卸器械拆卸至最小单位，细小零部件放置于密纹筐内并设置标识，避免器械遗失；精密器械单独放置于清洗筐，使用保护垫或保护装置；植入物与动力工具分别放置；同一套器械、同一患者使用的器械拆分后放置标识牌避免混淆。

（4）清洗消毒：耐湿热结构复杂器械手工预清洗后选择合适的程序进入清洗机内清洗；不耐湿热器械应手工清洗，可采用 75% 乙醇、酸性氧化电位水或其他消毒剂进行消毒。

（三）外来医疗器械检查、配置与包装操作流程及操作步骤

1. 外来医疗器械检查、配置与包装操作流程　见图 4-22。

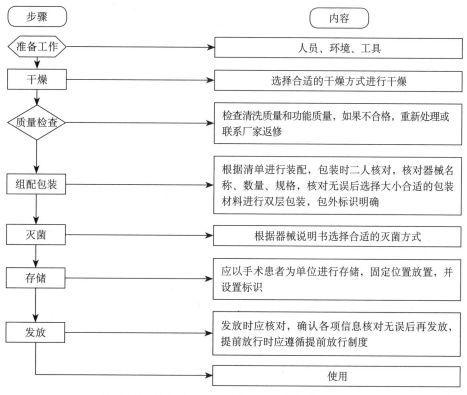

图 4-22　外来医疗器械检查、配置与包装操作流程

2. 外来医疗器械检查、配置与包装操作步骤

（1）准备工作：①人员。操作人员规范着装，戴圆帽，穿工作服及工作鞋，操作前做好手卫生。②环境。宽敞明亮，操作台洁净无污物。③工具。干燥柜、手电筒、专用润滑剂、无纺布、包外标示码、包外指示胶带等。

（2）干燥：耐湿热的器械首选干燥设备进行干燥，根据外来医疗器械及植入物的材质选择合适温度；不耐湿热的器械可擦拭干燥（管腔器械可采用压力气枪进行彻底干燥）

（3）检查保养：①清洁度检查。目测在带光源的放大镜下检查器械表面轴节及特殊复杂结构处有无残留血渍、污渍、水垢、锈斑等。②功能性检查。目测或在带光源的放大镜下检查器械的功能及完整性，有无缺失、变形、磨损、腐蚀等现象。

（4）质量检查：根据情况重新处理。

（5）组配包装：根据器械清单装配器械，器械配置清单应注明厂家名称、手术名称、术者、科室、床号、器械类别（工具及植入物）等信息。包装时应双人核对，核对器械名称、数量、规格，选择大小合适的包装材料进行包装并包外标识明确。

（6）确认灭菌方式：选择合适的灭菌方式及灭菌程序，植入物的灭菌应每批次生物监测，生物监测合格后方可发放。

（7）存储：外来医疗器械及植入物应以手术患者为单位进行存储；器械应在固定位置放置，并设置标识。

（8）发放：根据手术安排发放，核对患者、手术器械信息；发放前再次确认无菌包灭菌有效性和信息的完整性；提前放行应遵循提前放行制度；发放记录应具有可追溯性。

（四）外来医疗器械使用后处置操作流程及操作步骤

1. 外来医疗器械使用后处置操作流程　见图4-23。

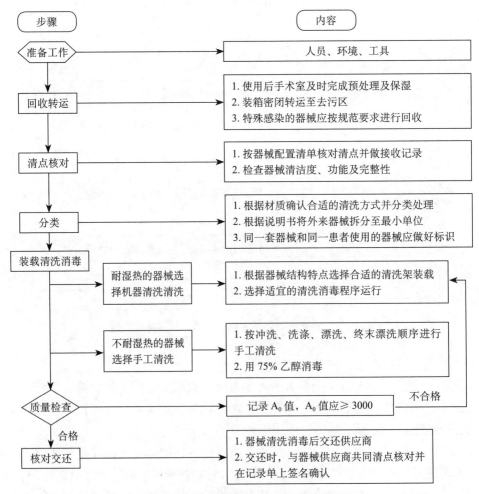

图4-23　外来医疗器械使用后处置操作流程

2.外来医疗器械使用后处置操作步骤

（1）工作准备：①工作人员戴口罩、帽子，穿隔离衣，戴手套，穿防护鞋等；②去污区环境应宽敞明亮整洁；③工具准备齐全，如专用清洗筐，专用毛刷，标识牌。

（2）回收转运：使用后的器械应由使用者在手术室进行现场预处理，去除器械表面明显的骨屑、血污等，喷洒保湿剂。回收人员做好个人防护，将使用后的外来医疗器械装箱密闭转运至去污区。

（3）清点核对：器械名称、数量、规格，检查器械的主要功能，有问题应及时与使用科室进行沟通。

（4）分类：评估器械材质的特点，将耐湿热器械与不耐湿热器械分类；按照说明书将可拆卸器械拆卸至最小单位，细小零部件放置于密纹筐内并设置标识，避免器械遗失；精密器械单独放置于清洗筐，使用保护垫或保护装置；植入物与动力工具分别放置；同一套器械、同一患者使用的器械拆分后放置标识牌避免混淆。

（5）清洗消毒：耐湿热结构复杂器械手工预清洗后选择合适的程序进入清洗机内清洗；不耐湿热器械应手工清洗，可采用 75% 乙醇、酸性氧化电位水或其他消毒剂进行消毒。

（6）清洗消毒程序运行结束，应对物理参数是否合格进行确认，并记录 A_0 值，A_0 值应 $\geqslant 3000$，同时检查舱内是否遗留器械或杂物，及时处理。

（7）核对交还：与外来医疗器械供应商根据器械交还单的内容共同核对，签名确认，取走。

第五节　一次性医用耗材库房

一次性医用耗材库房是负责全院一次性无菌医疗耗材申请、验收、入库、发放的部门，库房管理人员应按需采购，不挤压、不浪费，严格验收、摆放合理，符合规范，保证一次性无菌耗材在临床科室使用。

一、岗位职责

1.负责全院一次性低值耗材的出库、请领、下送等工作,保证库房内各类耗材不积压、不断货。

2.负责把好一次性耗材质量关。

3.负责打印全院一次性耗材的下送单、汇总单及厂家入库单。

4.负责月底盘点工作，填写盘库表，做到实数与 ERP 系统库存相符。

5.负责各类耗材周转量的补充，做好备货计划，满足临床需求。

6.熟练掌握 ERP 系统的操作流程。

7.掌握不合格物品召回制度及上报制度。

二、工作标准

1.按照种类齐全、保障供应、合理周转、杜绝积压的原则是及时在 ERP 系统上做好采购申请工作。

2. 每批到货物品，应检查外包装、灭菌方式、灭菌日期、失效期等项目，合格后接收并记录来货日期、物品名称、数量及灭菌批号。

3. 物品摆放时应分类、分批存放在距地面 20cm 的地架上，距墙 5cm，距房顶 50cm，并在每个外包装上标注当天来货日期。

4. 发放时按照先进先出、近期先出、远期后出的原则，保证无过期、破损、霉变的物品。发放时检查包装有无破损，核对名称、数量、科室等信息与出库单是否一致，无误后签字发放。

5. 每日巡视库房，按用量补充耗材。

6. 每日严格按临床科室申请进行下送单的打印、分类，并按汇总单的数量进行发放，要求数量准确、质量合格。

7. 将科室申请的耗材在规定时间内按质按量送达。

8. 工作结束后整理库房物品，保证环境卫生整洁、干净。

三、操作流程

一次性医用耗材采购流程见图 4-24。

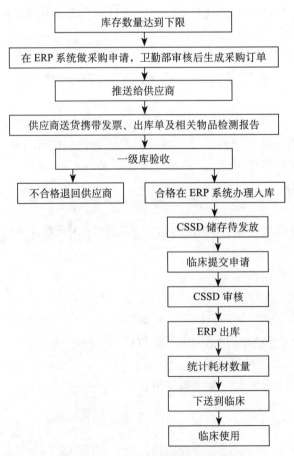

图 4-24　一次性医用耗材采购流程

四、操 作 步 骤

1. 随时观察各类耗材的使用量，当库存数量达到下限时，ERP 系统自动生成订单申请。

2. 待采购办审核、批准后生成订单并推送给供应商，供应商按照订单数量进行配送。

3. 供应商送货时应携带发票、出库单及相关物品检测报告，由一级库房进行验收入库，合格后转入 CSSD 库房。库房人员应对每批到货的耗材应检查外包装、灭菌方式、灭菌日期、失效期及灭菌批号，合格后接收并记录到货日期及灭菌批号。

4. 查验不合格的耗材应退回。

5. 质量合格的耗材分类，分批存放在距离地面 20cm 地架上，距墙 5cm，距房顶 50cm，在外包装上标注来货日期。

6. 按要求检查合格后进入发放状态，发放时按到货批次先进先出，后进后出的原则，保证无过期、破损、霉变的耗材。

7. 每日按临床科室申请耗材的品名、规格、数量打印下送单据，库房人员核对无误后进行出库汇总。

8. 统计耗材数量，打印汇总率，并按统计数量由下送车进行物品的发放，要求数量准确，质量合格。

9. 将科室申请的耗材在规定时间内按质按量送到临床科室，保证临床科室的使用需求。

10. 临床科室在使用过程中出现的问题及时上报护士长，并给予解决。

五、相 关 制 度

（一）库房管理制度

1. 医院所用一次性使用无菌医疗用品必须统一采购，临床科室不得自行购入和试用。一次性使用的无菌医疗用品只能一次性使用。

2. 每批到货必须持一级库房调拨单，库管人员检查外包装、灭菌方式、灭菌日期、失效日期等项目合格，各项材料齐全后接收并登记到货日期及灭菌批号等信息。

3. 所有一次性耗材均需进行入库管理，库房管理员对产品型号、数量、生产日期、有效期进行确认检查。

4. 库房要配备相应的防火、防潮、防虫、防盗等设施，保持库房通风安全，确保物品不发生霉变，库房内保持清洁整齐，道路通畅，不得存放私人物品。

5. 库房一次性医用耗材应分类分批摆放，标识清楚，与物资名称一致。确保物品摆放整齐、安全，定期对库房进行清扫消毒。

6. 一次性无菌物品分类、分批放在距地面 20～25cm，离墙 5～10cm，距天花板 50cm。

7. 每日严格按照科室的申请进行下送单的打印，统计科室发放数量，并按统计数量为下送车进行物品发放，要求数量准确，质量合格。

8. 各科室按照一次性耗材用物申请流程进行物品领取。请领单一式两份，物资出库并分发至部分完毕后，经领用人员签字后，一份交部门领用人存档，一份留供应室保存。

9. 物品发放应遵循先进先出原则，一次性耗材医疗用品应一个批次用完再出下一批次，或将剩余少量未用完批次物品放在前面。出库前应检查包装标识是否符合标准，有无破损、失效、有无不洁等产品质量问题，发现问题立即停止使用，及时报告采购部门。

10. 库房内保证合理的库存量，防止供应中断和积压浪费。设置近效期物品存放区，标识清楚，如发现失效期在 3 个月内或 6 个月不领用的物品，应通知部门负责人和请购部门，特别是用于临床、抢救所需物品，要重点检查，及时与厂家沟通进行更换。

11. 对在临床使用中出现的不合格的物品按照不合格物品召回制度并做好记录。

12. 对临床反映的一次性物品的问题及时处理并上报护士长。

13. 一次性耗材医疗用品使用时若发生热源反应、感染或其他异常情况时，应立即停止使用，及时留取样本送检，按规定详细记录，报告感染管理设备科和设备采购部门。

14. 定期记录库房内温湿度，根据温湿度情况，采取相应的措施以保证产品质量。

15. 库管人员应及时做好账物工作，保证账物相符。定期对库存产品进行盘点核对，做到数目准确，账物相符，每月生成盘存表，上报医院备案，以备上级部门审计。

（二）一次性医用耗材入库制度

1. 按照种类齐全、保障供应。合理周转、杜绝积压的原则及时在 ERP 系统上做物资请领计划，及时在网上提交到医疗保障中心。

2. 每批货物到货时按要求检查内外包装完整性、查看有无潮湿、破损；灭菌方式及灭菌标识、灭菌日期、失效日期等项目应清晰可见，符合要求，合格后接收并登记到货日期及灭菌批号，若检查质量不合格拒收并退回厂家。

3. 每批货物到货时按要求随机拆箱检查，要求小包装完整无破损，物品名称、规格型号、生产日期、灭菌方式、生产厂家等应清晰明确，与 ERP 内信息保持一致，包装数量符合要求。

4. 合格后的物品按照要求分类。分批存放在距离地面 20 ～ 25cm 地架上，离墙 5 ～ 10cm，距天花板 50cm。

5. 验收合格的物品入库时双人核对，无误后在一级库房调拨单上签字确认，完成入库。

（三）一次性医用耗材出库制度

1. 按照每天下送对应的物品打印相应的请领单并按规定进行发放。每天上午下送注射器类，包括各类注射器、碘棉、输液器、三通等；按照每周一、三、五处理相应申请单，下送无菌敷料类、换药包类和护理手套；每周二、四下送物品，主要是痰管类、无菌手套类、干棉签等；每周三上午处理各类采血管，周四下送；每周五全天发放锐器盒；防护类物品不下送需要科室自行领取物品。

2. 每日严格按照科室的申请下送单进行打印，统计科室发放数量，并按统计数量为下送车进行物品发放，要求数量准确，质量合格。

3. 各科室按照一次性耗材用物申请流程进行物品领取。请领单一式两份，物资出库并分发完毕后，经领用人员签字后，一份交部门领用人存档，一份留供应室保存。

4. 物品发放应遵循先进先出原则，一次性耗材医疗用品应一个批次用完再出下一批次，或将剩余少量未用完批次物品放在前面。出库前应检查包装标识是否符合标准，有无破损、失效、有无不洁等产品质量问题，发现问题立即停止使用。

5. 发放耗材时查对耗材名称、规格、数量、生产厂家、生产批号、灭菌日期、失效日期，出库单需科室人员签字，一式两份，底单科室保存，原始单据收回留存。

（四）一次性医用耗材盘点制度

1. 盘点时间：每月最后一个工作日定期盘点，出现账物不符或医院临时下达的盘点任务时，立即组织盘点。

2. 盘点方式：采用实盘实点方式，对库房所有耗材逐一清点，禁止目测数量、估计数量。为确保数据真实准确，盘点当日停止发放一次性耗材及出入库操作。

3. 盘点流程

（1）盘库前一周通知各科室提前领取各类一次性耗材，以免影响临床科室使用。

（2）打印专用盘库表并对参与盘库人员进行培训，熟悉盘点流程及各种单据。

（3）将所有耗材的出、入库单据及移库数据处理完毕，特殊耗材进行特殊标记特殊盘点。

（4）盘点时注意耗材的摆放，盘点后需要对耗材进行整理，保持原来的合理的摆放顺序。

（5）盘点当天调取ERP系统内各类一次性耗材的实时库存数据，盘点人员对实际库存进行清点，并与ERP库存数据进行核对。

（6）盘点过程中出现账物不符的情况立即进行核查并查找原因。

（7）盘点结束后进行正常的出入库。

4. 保管好盘库表、对账单及所有物品数量清点单，一式两份，相关人员签字后，由库房保存，避免遗失，造成后期查对不便。

（五）一次性耗材不合格召回制度

1. 对一次性无菌器材应建立入库日期、名称、规格、数量、生产企业、生产批号、灭菌日期、失效日期、发出日期、发放科室、发放数量等具有可追溯性发放记录。

2. 发放前查对，一次性无菌器材发放前应查对配送单位的合格检验报告，检验报告合格后才可放行。

3. 发放后，一次性无菌医疗器械在临床上出现漏气、漏液、霉变、包装破损、针尖脱落、颜色变化等问题，应立即向上级部门报告，追踪是否是批次问题，核实后确实是批次问题应立即召回该批次产品，更换合格产品，并如实向相关部门汇报召回范围及数量、发生经过及处理过程。

4. 质量监测员随时随地收集内部、外部的产品不良信息，对反映的问题应立即进行追查核实，核实后应立即纠正，并向科室领导汇报。

（六）一次性医用耗材下送制度

1. 以患者为中心满足临床需要，及时为临床供应各类诊疗物品。

2. 下送工作人员着装整洁，佩戴胸牌，态度热情，主动，文明用语。认真执行下送工作流程，下送物品应专人专车。

3. 下送人员严格落实查对制度及交接制度，进行追溯管理，做到账物相符。

4. 在下送过程中注意安全，严防撞人、撞物、损坏设施等不良事件发生。

5. 严格落实手卫生制度及职业防护制度，遵守消毒隔离制度，严防交叉感染发生。

6. 下送人员与临床科室人员交接时，应要求接收人员在下送单上签字。

7. 下送工作结束后，及时将下送单送回库房归档保存，对车辆进行清洗消毒处理，并分区按序摆放。

（七）一次性医用耗材发放制度

1. 发放无菌物品时，应核对各项信息，遵循先进先出原则。

2. 发放核对品名、批次、灭菌日期、失效日期、检查外包装良好性。出现以下情况之一禁止发放使用：

（1）无菌物品临近有效期或超过规定有效期限。

（2）无菌物品包装松散或有破损。

（3）外包装潮湿、有污渍、水印或水渍。

（4）对无菌质量表示怀疑时。

3. 发放记录应具有可追溯性，记录内容包括无菌物品发放的日期、名称、规格、数量、发放人、请领人等。

4. 建立无菌物品下送服务制度，及时供应无菌物品；根据临床无菌物品需求，建立常规物品、专科物品、急救物品、突发事件所需物品等供应服务工作流程。

5. 运送无菌物品的器具使用后，应清洁处理，干燥存放。

（八）一次性医用耗材库房岗位职责

1. 负责全院一次性低值耗材的验收入库、出库、请领等工作，保证库房内各类耗材不积压、不断货。

2. 负责把好一次性耗材接收质量关，并按要求填写登记表。

3. 负责打印全院一次性耗材的请领单。

4. 负责月底盘点工作，填写盘库表，做到实数与 ERP 系统库存相符。

5. 负责各类耗材周转量的补充，做好备货计划，满足临床需求。

6. 熟练掌握 ERP 系统的操作流程。

7. 掌握不合格物品召回制度及上报制度

8. 工作结束后整理库房物品，保证环境卫生整洁、干净。

第 5 章

消毒供应中心的人员管理

消毒供应中心隶属护理部领导，实行护士长负责制，护理部对消毒供应中心进行业务管理和工作质量监督；感染管理部门负责感染防控及业务指导工作，器械处对消毒供应中心的设备、耗材的引进进行把关；采购办负责设备及物资的采购、招标；人事、设备及后勤管理等相关部门对其提供工作保障。

第一节　人员构成及各级人员职责

一、人员构成

医院应根据消毒供应中心的工作量及各岗位要求，配置具有执业资格的护士、消毒员和其他工作人员。护士长具有实际临床工作经历，具备大专以上学历或主管护师以上职称。护士应持有注册执业证，所有人员要经过系统培训，消毒员必须持有压力容器上岗证。工作人员身体健康，定期进行体检，患有活动期传染病的人不得从事此项工作。

二、各级人员职责

1. 消毒供应中心护士长职责

（1）在护理部主任领导下负责消毒供应中心的全面管理工作。根据护理部工作计划及消毒供应中心的工作特点，制订本科室的具体工作计划并组织实施，及时做好上传下达，按时布置和完成医院工作任务。定期向总护士长或护理部汇报，提供准确信息。

（2）做好科室的管理工作，科学合理调配各级、各类人员岗位及班次，根据工作量实行弹性排班。调动全体人员的工作积极性，发挥潜力，体现优质、高效、专业。做到日有安排、周有重点、月有计划。

（3）负责组织全科人员学习专科业务知识及技能，加强各类人员相关知识的培训，不断提高科室人员的专业技术水平。组织开展以清洗、消毒、灭菌及无菌医疗器械供应等的相关研究，撰写学术论文、促进学科的不断发展。负责安排本科室的进修生、实习生、见习生的教学工作以及参观人员的接待工作。

（4）负责本科室的基础管理及过程管理，指导、监督、检查各岗位人员职责履行；规章制度、各项技术操作规范及工作流程的落实和执行；保证复用医疗器材的质量控制，不断完善信息化管理系统。做好所有无菌器材的质量控制过程的相关记录，实施全面的质量追溯管理，达到真实、有效、可视的质量追溯管理目的。

（5）负责本科室医院感染控制工作，根据《医院感染管理办法》WS310.3—2009《医院消毒供应中心：清洗消毒及灭菌效果监测标准》中的规定指导、监督、检查。对各项监测效果的记录应按规定保存，达到有效控制医院感染的目的。

（6）负责本科室的物资管理，对本科室内的设备、营具、被服、器材建立账目，指定专人负责；掌握各类器材、耗材的请领和使用情况，督促库管人员应对每批器材建有入库记录、出库记录，落实好月盘点工作；做好成本分析与控制，及时向经济核算科提供成本核算信息。

（7）负责组织每月的质量分析及科内考评会，对工作中出现的问题进行分析、查找发生问题的原因。建立质量持续改进的长效机制。

（8）做好与上下级和相关科室的交流、协调及沟通，营造良好的工作氛围，从而提高工作质量和整体工作效率。

（9）定期组织召开质量管理小组会和科务会进行质量分析和讲评，制订并落实质量持续改进方案。

（10）负责本科室工作人员及护理进修、实习生工作安排和排班，指定有工作经验和教学能力的护师以上职称人员担任带教老师。

（11）教育与引导本科室护理人员热爱护理专业，加强责任心，改善服务态度，爱岗敬业，全心全意为患者服务。

（12）不断寻求自身在专业上的发展，组织开展技术革新，不断提高技术水平。

（13）定期下科室征求意见，保持良好的合作关系。

2. 消毒供应中心主管护师职责

（1）服从护士长的领导，协助护士长进行专科技术与行政管理工作。

（2）严格执行各项规章制度，独立完成各项工作且达到质量标准要求。

（3）担任组长，做好管理工作，严把质量关，正确运用工作程序，与组内人员协作，调动其工作积极性，发挥潜能，共同完成工作且达到质量标准要求。

（4）负责督促检查本科室各岗位工作质量，解决本科室业务上的疑难问题，承担业务培训、专业讲课任务、实习评价。

（5）制订本科室科研和技术革新计划，提出科研课题并组织实施。

（6）对本科室发生的护理差错及事故进行分析、鉴定，并提出防范措施。

3. 消毒供应中心护师职责

（1）在护士长领导和本科室主管护师及以上职称人员指导下工作。

（2）严格执行各项规章制度，按规程进行各项专科技术操作，能独立完成消毒供应中心各岗位工作且达到质量标准要求。

（3）担任小组长，协助护士长拟定科室工作计划，参与科室管理工作。

（4）协助护士长完成本科室护士和进修实习护士的业务培训，参与护士技术考核。

（5）参加护士临床实习带教，参与小讲课和实习生出科考核。

（6）协助护士长制订本科室护理科研和技术革新计划参与实施。

（7）参加科室的护理差错、事故分析，提出防范措施。

4. 消毒供应中心护士职责

（1）在护士长领导和本组组长指导下工作，负责医疗器材的回收、清洗、检查、包装、消毒、保管、登记和分发等工作，参与下收下送。

（2）认真执行各项规章制度和技术操作规程。

（3）做好实习、进修护士和新进科室人员的带教工作。

（4）指导消毒员、工人开展工作。

（5）努力学习，不断提高业务技术水平，开展技术革新，不断提高工作质量和效率。

（6）参与科内质量控制，对本科室的护理缺陷和安全事故进行分析，提出防范措施和整改建议。

（7）完成医疗机构内规定的其他工作。

5. 消毒供应中心消毒员职责　在护士长的管理下，负责消毒灭菌的各项工作，必须履行以下职责。

（1）负有安全操作的责任，严格执行各项规章制度、工作流程、操作程序，定期对仪器设备进行保养。出现故障及时报告，请专业维修人员及时修理。按要求及时填写维护维修记录，严禁带故障操作，密切观察灭菌器在运行中的运行情况，严禁脱离岗位。

（2）负有灭菌器材合格的责任。对每批灭菌器材均按要求检查包装的完整性、包的数量、包的标识是否清晰；按要求进行装载；按器材性质选择灭菌程序。对每批灭菌器材及时进行记录。保存每锅次的记录纸及批量监测卡。每个月底交护士长存档保存，以备追溯。

（3）负有灭菌器监测的责任。按规定每周进行高压蒸汽灭菌柜生物监测；每日进行B-D 监测。每批次进行批量监测。监测中出现疑问应及时报告，查找原因并解决疑问后测试合格才能投入使用。所监测的结果应记录存档。

（4）负有包内器材合格有效的责任。包装时认真检查器材、敷料、治疗巾、孔巾、包装材料等质量及查对数量。使包内容物合格率达到 99%，保证每个器械包在临床上使用安全有效。

6. 消毒供应中心质控员职责

（1）在护士长领导和医院感染管理部门指导下，掌握有关医院感染的知识，对科内工作人员进行感染知识的培训。负责灭菌器材及复用器械清洗、消毒、包装、灭菌质量的检测。发现问题及时报告，分析原因，提出补救或改进措施。

（2）负责对复用器械包及手术敷料包灭菌过程的监测，并记录备案。

（3）负责执行科室各项感染控制质量监测任务，并记录。

（4）每个月负责对工作区域的空气、物表、环境和工作人员的手卫生进行监测，并记录在案。

（5）负责科室感染监测资料的整理与保管。

7. 下收下送人员职责

（1）负责到诊疗场所回收复用医疗器械、呼吸机管路、压脉带，下送无菌医疗器械包、呼吸机管路、压脉带及一次性使用无菌医疗器械。

（2）应按要求着装、仪表端正。下送下收车干净、整齐，拉车应轻、慢、稳，注意安全。服务时用文明用语，服务耐心、细心、热心，全方位树立消毒供应中心人员的良好形象。

（3）应严格遵守查对制度、交接制度、消毒隔离制度。做好复用器械包的下收、下送和一次性使用无菌器材的发放工作。每日按时下送下收，及时将各类器材供应到诊疗科室。

（4）负责下收复用器械包的人员，应按照《复用医疗器械封闭式回收管理规定》中要求进行回收。

（5）负责一次性使用无菌器材的下送人员，应按照诊疗科室每日申请的品名、型号、数量，下送到诊疗科室，应与诊疗科室人员当面清点所供器材的型号、数量，确认后在申请单上签名。

（6）负责回收呼吸机管路的人员，回收时应与诊疗科室确认每套管路联接的配件是否齐全，确认后在《呼吸机管路登记表》上填写清楚。消毒处理后及时下送至诊疗科室，与接收人员当面点清管路的配置情况，确认后在《呼吸机管路登记表》上的接收处签字。

（7）负责回收压脉带的人员，回收时应当面清点回收数量，确认后根据回收数量多少发放。诊疗科室确认后在《压脉带登记表》上签字。节假日提示诊疗科室应领取备用量，确保节假日期间的使用。

（8）下送下收车应相对固定，洁污分开，专人专用，各自负责下送车辆的维护保养，每天下收下送完毕后应清洁处理、干燥存放在指定位置。

8. 消毒供应中心夜班人员职责

（1）工作时间 17：30 至次日 7：30。

（2）接班内容：复用器械接收情况，发放室物品发放情况，消毒供应中心各个区的安全、手持机以及值班钥匙等。

（3）负责接收 17：30 以后复用器械包以及夜班物品发放（复用器械接收完后将所有清洗机电源关闭）。整理治疗巾，以备第 2 天使用。

（4）次日晨统计夜班 17：30 以后复用器械包数量，并写交班记录。

注意事项：①严格按照复用器械接收流程接收器械以及进行系统的物品发放；②夜班人员坚守岗位，不得擅自离岗，发生情况及时汇报；③次日晨与去污区人员当面交班后方可下收、下送。

第二节　人 员 培 训

为适应本专科的发展趋势，消毒供应中心需定期对工作人员进行培训，使其能够掌握不断更新的专业知识、专科技术及新业务、新理论、新技术，不断加强工作人员业务素质，以进一步提高工作质量。

一、培训及考核

1. 培训对象　消毒供应中心全体工作人员。

2. 培训内容　由护士长及具有教学资质的护理人员轮流主讲。以专科理论知识和专业技术操作为主，具体内容如下。

（1）各类诊疗器械、器具和物品的清洗、消毒、灭菌的知识与技能。

（2）相关清洗、消毒、灭菌设备的操作规程。

（3）职业安全防护的原则和方法。

（4）医院感染预防与控制的相关知识。

3. 目标　消毒供应中心专科理论、基本技能操作合格率达 99%。

4. 考核　每个月进行专科理论的培训与考核，由专人负责。每个月进行 1 次不同系列人员（如医疗系列、护理系列等）的专科技能考核，由科室统一安排。

二、培 训 计 划

对各级各类工作人员"三基三严"培训的目标及要求如下。

（一）第 1 年新护士的培训

1. 培训目标　消毒供应中心新护士在学习期间（1 年），重点进行科室规章制度、各岗位工作流程、工作标准、岗位职责、感染控制及职业防护、仪器设备操作等基本功的训练。

（1）做好岗前教育，教导爱岗敬业。

（2）抓好"三基"（基础理论、基本知识、基本技能）与临床实践相结合。

（3）进行科室规章制度、各岗位工作流程、工作标准、岗位职责、感染控制及职业防护，仪器设备操作等基本功的训练。

（4）掌握专科护理理论与技能。

2. 培训方法　安排科室内各区域轮转。护士长要经常组织召开新护士座谈会，了解其工作情况及有何困难，并对其工作进行评议，以求不断克服缺点，尽快成长。

（1）新入院护士进入工作岗位前，必须接受护理部组织的"岗前培训"和服务规范训练。做好环境、规章制度与各类工作职责的培训。

（2）护士长应结合每个护士制订出具体培训计划。

（3）须加强临床保障实践，以临床保障工作为主。

（4）参加所在科室及护理组织的各项业务学习。

（5）新参加工作的护士应不断加强自身素质修养（包括思想素质、业务素质和身体素质）。工作时，要仪表端庄、态度和蔼、工作认真、遵守劳动纪律、服从领导指挥、尊敬教学老师、勤奋好学、搞好团结。

（6）3个月须胜任本岗位的工作。

（二）工作后1～3年护士和技术工人的培训

1.培训目标

（1）具有熟练的基础技能。

（2）掌握消毒供应中心基础理论及专业知识。

（3）掌握各专科仪器（如灭菌器、清洗机、低温等离子消毒柜等）的操作方法。

（4）掌握各区域工作流程及标准。

（5）能规范化书写各项记录及交班的文书。

2.培训方法

（1）护士长根据实际情况结合临床保障工作，有计划地安排人员的学习。

（2）书写科室交接班的记录，不定期由护士长检查审核。

（3）科室护士必须参加护理部组织基础护理15项操作的培训并全部考核合格，如晨、晚间护理，口腔护理，无菌技术等操作。

（4）组织考试：护士按护理部及科室的部署，参加基础护理操作考试、专科理论知识与技能考试、护理学基础知识等。

（5）轮转人员出组时进行理论及操作技术的考核，并就其服务态度和工作表现做出鉴定。

（三）工作3～5年护士的培训

1.培训目标

（1）熟练掌握专科理论知识及专科操作技能。

（2）掌握专科操作技能及理论，及时为临床解决供应保障任务。

（3）达到护师任职条件，能有效指导实习护士的临床实习。

2.培训方法

（1）科内根据个人特长，结合工作需要，分组进行临床供应工作。

（2）科室应有计划、有步骤地安排业务学习、小讲课及组间轮转。

（3）鼓励护士自学或参加高一层次学历的深造，也可以脱产学习等方法进修，以达到护理大专水平。

（4）每人每年撰写论文1～2篇。

（四）对护师的培训

1.培训目标
具有综合临床保障供应能力，属于定向培养。可结合工作需要与个人特长，使之发挥教学、科研或管理才能，具备专科技能带教的能力。

（1）具有较坚实的临床后勤保障专科理论知识及熟练的专科操作技能。

（2）掌握本专业新知识、新技术，能运用专科理论、技术及时保障临床消毒供应工作。

（3）具有一定的护理管理及教学的能力。

（4）每人每年撰写论文 2～3 篇。

（5）逐步达到主管护师的任职条件。

2. 培训方法　多以科内培训为主。

（1）进行专科知识、专科理论、本专业管理规范、仪器设备日常维护及常见故障的排除、清洗及灭菌的质量监测工作等专科技能的训练。

（2）多安排特殊的临床保障工作，不断总结保障供应工作的经验。

（3）担任护生及进修护士的专科技能临床带教工作。

（4）参加护理科研课题设计。

（五）对主管护师的培训

1. 培训目标

（1）具有坚实的基础护理理论并精通消毒供应专科理论及技术。

（2）能解决本专科供应保障业务上的疑难问题，指导特殊器械包和敷料的计划制订与实施，不断更新知识，能在管理、教学、科研中发挥骨干作用。

（3）具备掌握本专业的新技术、新业务能力。

（4）具有课堂教学、临床带教能力，能组织本科室各工作区域的护理查房及参加全院性感染相关科室的查房工作。

（5）具有科研能力，能写出一定水平的论文。

（6）逐步达到副主任护师的任职条件。

2. 培训方法

（1）进行本专业的新理论、新技术、新业务、仪器设备的保养及故障排除、科室一级质量的控制、清洗消毒灭菌质量的监控。

（2）护理部组织、聘请院内外专家讲授新业务、新技术及各科新进展，并有计划地安排讲授本专业相关知识。

（3）有计划地选送到院外短期学习或外出参加学术活动。

（4）每年写出 2～3 篇护理经验总结性文章，凡有文章在期刊上发表者，年终予以奖励。

（六）普通工人的培训

1. 培训目标

（1）掌握消毒供应中心的工作制度、工作流程及岗位职责。

（2）掌握相关岗位仪器设备的使用。

（3）掌握基本的专科理论知识、技术操作。

（4）掌握职业防护原则，认真落实标准预防。

2. 培训方法

（1）对新入科人员实行专人带教，考核合格后方可上岗。

（2）参加科室的业务学习。

（3）根据实际工作需求，定期进行岗位轮转。

（七）进修生的培训

1. 培训目标

（1）进修生在消毒供应中心进修期间要求达到能独立完成消毒供应中心各项常规工作。

（2）熟悉消毒供应中心各项规章制度、供应工作及新业务、新技术。

2. 培训方法

（1）具有带教进修生资质的消毒供应中心主管护师及以上人员。

（2）消毒供应中心护士长负责对进修生带教工作过程中的指导监督。

（3）消毒供应中心教学组长、各专科组长、带教教员负责对进修生进修期间进行带教、培训，解决进修生在进修过程中的疑问，使其在进修过程中学习。

3. 教学计划

（1）院集中训练时间 5 天，介绍医院概况、消毒供应中心环境及规章制度。

（2）护理部集中训练时间 2 天，介绍医院护理工作情况。

（3）消毒供应中心集中训练时间 5 天，考核 3 项（手卫生、职业防护、消毒供应中心工作制度），由教学组长负责。

（4）消毒供应中心护士工作带教，时间 1.5 ～ 2 周。

（5）对消毒供应中心各岗位轮转，专人带教，跟班学习。

（6）授课时间：6 个月内专科讲课 8 ～ 12 次。

（7）总结、参观学习，时间 1 周。

（八）实习生的培训

1. 培训目标

（1）了解消毒供应中心的一般规章制度及无菌技术要求。

（2）了解复用器械的清洗和保养工作。

（3）熟悉消毒供应中心各岗位的工作流程。

（4）了解消毒供应中心相关职业防护知识。

2. 培训方法

（1）各岗位需由具有带教实习生资质的护师及以上人员进行带教。

（2）护士长负责对带教实习生在带教过程中的指导监督。

（3）带教老师及时解决实习生在实习过程中的疑问，使其明确实习目的，避免出现实习过程中的混乱。

3. 教学计划

（1）消毒供应中心集中训练，时间 1 天。

（2）去污区，时间 2 周。

（3）清洁类物品的清洗消毒，时间 2 周。

（4）检查包装灭菌区，时间 2 周。

（5）出科考试：对六步洗手法、无菌技术、专科操作、专科理论知识进行考核。

（6）授课时间：6 周内专科讲课 3 次。

三、轮转学习及继续教育

1. 新定科护士在各岗位轮转 3 个月；行政小组轮转 6 个月；护师在调整晋级主管护师之前进行监护室 4 个月的轮转学习，主管护师根据科室情况进行岗位轮转。

2. 3 年以上护士参加自考、函授本科班学习；护师、主管护师参加函授、自考本科学习；全体护士参加科内、院内组织的业务学习讲座、外语等学习班及国内外进修及参加各种学术交流会。

第 **6** 章

消毒供应中心清洗技术

清洗是指去除医疗器械、器具和物品表面附着的血液、组织、蛋白质等污物及部分微生物的过程。一旦器械物品消毒杀菌不彻底，就会将细菌死亡后由细胞壁释放的内毒素热源带到体内引起机体发热，有机物的残留有利于微生物的滋生繁殖；有机物的某些成分可腐蚀器械的表面镀层，使器械受到锈蚀。而生锈的器械是不能使用在患者身上的，器械一旦生锈，就必须进行除锈处理（非不锈钢器械切忌除锈）。彻底的清洗是灭菌成功的关键，如长期清洗不合格就可能形成生物膜，生物膜一旦形成，有较强的黏附力，很难清除，造成清洗和灭菌的困难，成为医院感染的隐患。消毒灭菌并不能代替清洗，无论何种灭菌方法，彻底的清洗才能保证灭菌效果。

第一节 清洗方法的选择

器械的清洗方法分为手工清洗法、清洗机清洗法。清洗机清洗法又分为全自动与半自动清洗法。根据器械的结构与材质来选择不同的清洗方法。

一、手工清洗

手工清洗法适用于精密、复杂器械的清洗和有机物污染较重器械的初步处理。不能采用机械清洗或难以去除污渍的精密器械，在使用机械清洗前，用手工清洗进行预处理，去除器械上的血渍、污渍、锈渍、水垢、化学剂残留等，包括冲洗、洗涤、漂洗和终末漂洗。在 15 ～ 30℃流动水下冲洗；酶清洁剂浸泡后刷洗、擦洗，在水面下进行，防止产生气溶胶；终末漂洗应用软水或蒸馏水。

刷洗时注意保护器械的光泽度，顺着齿纹方向刷洗。管腔器械及导管用加压水枪冲洗，或用长毛刷上下反复刷洗。对贵重、易损坏的光学镜头，须熟练地进行单独处理，除厂家说明可使用超声清洗器清洗，否则不要使用。应选用相匹配的洗涤剂和刷洗用具、用品，不能使用钢丝球和去污粉。

对管腔器械，须进行管腔内壁刷洗，否则无法彻底清洗。关节部需使用软毛刷刷洗；

外壁需使用软毛刷、纱布或海绵球清洗。器械所有的结构都是为了功能端的使用，要避免功能端直接碰撞清洗的盆、池。对拆卸的零配件要小心保管，防止遗失，最好的方法是使用小零件保存网篮或网球。

清洗用具、清洗池每天清洁和消毒。

二、机械清洗

机械清洗是采用清洗设备进行清洗的方法，包括台式、落地式的各类超声清洗设备和喷淋清洗设备等，是清洗技术发展的趋势，适于大部分常规器械清洗。其可避免手工清洗中人为因素的不稳定性，保证器械清洗消毒质量，减少化学浸泡消毒可能造成的职业暴露、感染和环节污染，可提高效率，节省人力，利于控制清洗质量及规范化管理，但不能完全代替手工清洗。

1. *超声波清洗器*　是利用超声波在水中振荡产生"空化效应"进行清洗的设备，属常用清洗方法。不同的超声频率可达到不同清洗效果，一般选用频率为30～40kHz。适于金属器械、玻璃器材、穿刺针、硬性管道等材质器械，不适宜橡胶和软塑类材质器械。

2. *全自动清洗消毒器*　具有清洗和消毒的功能，通过旋转喷淋臂将水喷淋到器械表面或通过管腔清洗架形成的喷射水流对管腔内冲洗；清洗舱内的水经加热器加热，能达到消毒的温度和时间。具有较高的自动化程度，可添加清洁剂，完成预清洗、洗涤、漂洗、终末漂洗和消毒、干燥处理程序。

第二节　常用化学消毒剂

消毒与灭菌是医院感染的重要防控手段之一，化学消毒剂是医院常用的消毒方法，在医院的消毒与灭菌中发挥着重要的作用。

化学消毒剂种类繁多，人们在消毒实践中，总要选择比较理想的化学消毒剂来使用。作为一个理想的化学消毒剂，应具备以下特点：①杀菌谱广；②使用有效浓度低；③杀菌作用速度快；④性能稳定；⑤易溶于水；⑥可在低温下使用；⑦不易受各种物理、化学因素的影响；⑧对物品无腐蚀性；⑨无臭无味，无色；⑩毒性低，消毒后无残留毒害；⑪使用安全，不易燃烧；⑫价格低廉；⑬运输方便；⑭大量生产供应。

目前的化学消毒剂中，没有一种能够完全符合上述要求的。因此在使用中，只能根据被消毒物品性质、工作需要及化学消毒剂的性能来选择使用某种消毒剂。

一、戊 二 醛

戊二醛属高效消毒剂，具有广谱、高效、低毒、对金属腐蚀性小、受有机物影响小、稳定性好等特点，适用于医疗器械和耐湿忌热的精密仪器的消毒与灭菌。其灭菌浓度为20g/L，市售戊二醛主要有20g/L碱性戊二醛和20g/L强化酸性戊二醛两种。碱性戊二醛常用于医疗器械灭菌，使用前应加入适量碳酸氢钠，摇匀后静置1小时，测定pH。pH在7.5～8.5时，戊二醛的杀菌作用最强。戊二醛杀菌是其单体的作用，当溶液的pH达到 6 时，这些单体有聚合的趋势，随 pH 上升这种聚合作用极迅速，溶液中即可出现沉淀，形成聚合体后会失去杀菌作用，因此碱性戊二醛是一种相对不稳定的消毒液。强化酸性戊二醛是以聚氧乙烯脂肪醇醚为强化剂，有增强戊二醛杀菌的作用，它的 pH 低于 5，对细菌芽孢的杀灭作用较碱性戊二醛弱，但对病毒的灭活作用较碱性戊二醛强，稳定性较碱性戊二醛好，可连续使用 28 天。

1. **杀菌原理** 醛类消毒剂对微生物的杀灭作用主要依靠醛基，此类药物主要作用于菌体蛋白的巯基、羟基、羧基和氨基，可使之烷基化，引起蛋白质凝固造成细菌死亡。

2. **主要优缺点**

（1）优点：①戊二醛属广谱、高效消毒剂，可以杀灭一切微生物；②可用于不耐热的医疗器械的灭菌；③戊二醛在使用浓度下，具有刺激性小、腐蚀性低、安全低毒的特点；④受有机物的影响小，20% 的有机物对杀菌效果影响不大。

（2）缺点：①灭菌时间长，灭菌一般要达到 10 小时；②戊二醛有一定的毒性，可引起支气管炎及肺水肿；③灭菌后的医疗器械需用蒸馏水充分冲洗后才能使用。

3. **杀菌作用** 碱性戊二醛属广谱、高效消毒剂，可有效杀灭各种微生物，因而可用作灭菌剂，但强化酸性戊二醛杀芽孢效果稍弱（表 6-1）。

表 6-1　20g/L 戊二醛制剂对细菌芽孢作用时间与杀灭率（%）的关系

戊二醛制剂	作用时间（小时）		
	2	5	7
中性强化戊二醛	99.99	99.99	100.00
碱性戊二醛	99.99	99.99	100.00
强化酸性戊二醛	99.99	99.99	100.00
新型复方戊二醛	100.00	100.00	100.00

注：表内结果均为 20g/L 戊二醛。

4. **戊二醛的应用**

（1）医疗器械的消毒与灭菌：2% 戊二醛（碱性、酸性、中性）可用于各种不怕湿的医疗器械消毒与灭菌。在常温下把清洁干燥的器械完全浸入戊二醛水溶液中，30 分钟可达到消毒，10 小时以上可灭菌。无论哪种制剂，在使用时均需先加入 0.5% 亚硝酸钠作为防腐剂，但一经加入防腐剂只可保存 1 个月，碱性戊二醛只可连续使用 1～2 周。

（2）内镜的消毒与灭菌：戊二醛是内镜消毒的首选药品。目前，内镜应用广泛、种类繁多、制造精密都达到了一个新水平，但对消毒灭菌要求亦越来越高。现代内镜的很多种部件不耐高温而怕腐蚀，所以大多内镜都用戊二醛进行消毒或灭菌。

戊二醛消毒或灭菌的正确操作程序：先将污染的物品进行无害化处理（内镜可直接清洗），可用 0.2% 有效氯清洗消毒剂清洗内镜，冲洗后再用中性或加酶洗涤剂仔细刷洗；冲洗：用清水将洗涤剂冲洗干净；干燥：洗涤后的器械需要经过干燥处理；灭菌：将干燥的器械完全浸泡在 2% 戊二醛溶液内，作用到规定的时间，取出用无菌蒸馏水将残余戊二醛冲洗干净即可使用或干燥保存。

5. 使用方法

（1）灭菌处理：只有浸泡法的一种。将清洗、晾干待灭菌处理的物品浸入 20g/L 戊二醛溶液中，加盖，浸泡 10 小时，无菌操作取出，用灭菌水冲洗干净，并无菌手续擦干后备用，碱性戊二醛使用 14 天。

（2）消毒处理：浸泡法。将被消毒处理的物品浸入 20g/L 戊二醛溶液中，加盖。一般为细菌繁殖体污染，浸泡 10 分钟；肝炎病毒污染浸泡 30 分钟，取出后用灭菌蒸馏水冲洗干净并擦干。

（3）擦拭法：用 2% 戊二醛溶液擦拭细菌繁殖体污染的表面，消毒作用 10 分钟；肝炎病毒污染表面，消毒作用 30 分钟。

6. 注意事项

（1）2% 酸性戊二醛对金属有腐蚀性；2% 中性戊二醛对手术刀片等碳钢制品有腐蚀性，使用前应先加入 0.5% 亚硝酸钠防锈。

（2）戊二醛杀菌效果受 pH 影响大，用酸性或强化酸性戊二醛浸泡医疗器械时，应先用 0.3% 碳酸氢钠调 pH 为 7.5 ～ 8.8。pH > 9.0 时，戊二醛迅速聚合则失去杀菌的能力。

（3）2% 碱性戊二醛室温只可保存 2 周，其余剂型可保存 4 周。

（4）戊二醛对皮肤黏膜有刺激性，接触溶液时应戴手套，防止溅入眼内或吸入体内。

（5）制戊二醛要用蒸馏水，盛放戊二醛溶液的容器要干净。

（6）用戊二醛消毒或灭菌后的器械一定要用灭菌蒸馏水充分冲洗后再使用。

二、过氧乙酸

过氧乙酸，又称过醋酸，它是目前所有化学消毒剂中比较突出的一种消毒剂。属高效消毒剂，市售浓度为 160 ～ 200g/L。国家标准规定消毒用过氧乙酸产品有效含量最低限 150g/L，无爆炸性，加水稀释不产热，但使用者操作时应注意不要溅入眼睛，只有稀释到 2000mg/L 以下才可用于皮肤黏膜。

1. 杀菌原理　过氧乙酸的杀菌原理有两点：①依靠强大的氧化作用使酶失去活性，造成微生物死亡；②通过改变细胞内的 pH，而损伤微生物。

2. 主要优缺点

（1）优点：①高效广谱能杀灭一切微生物，杀菌效果可靠；②杀菌快速、彻底；③可用于低温消毒；④毒性低，消毒后物品上无残余毒性，分解产物对人体无害；⑤合成工艺简单，价格低廉，便于推广应用。

（2）缺点：①易挥发，不稳定，储存过程中易分解，遇有机物、强碱、金属离子或加热分解更快；②高浓度稳定，但浓度超过 45% 时，剧烈振荡或加热可引起爆炸；③有腐蚀和漂白作用；④有强烈酸味，对皮肤黏膜有明显的刺激性。

3. 适用范围　适用于耐腐蚀物品、环境、皮肤等的消毒与灭菌。

4. 使用方法

（1）浸泡法：将被消毒或灭菌物品放入过氧乙酸溶液中加盖。①细菌繁殖体用 0.1%（1000mg/L）浸泡 15 分钟。②肝炎病毒、TB 菌用：0.5%（1500mg/L）浸泡 30 分钟。③细菌芽孢：用 1%（10 000mg/L）消毒 5 分钟，灭菌 30 分钟。诊疗用品或器材，用无菌蒸馏水冲洗干净并擦干后使用。

（2）擦拭法：用于大件物品，用法同浸泡法。

（3）喷洒法：对一般污染表面的消毒用 0.2% ～ 0.4%（2000 ～ 4000mg/L）喷洒作用 30 ～ 60 分钟；肝炎病毒和 TB 菌的污染用 0.5%（5000mg/L）过氧乙酸喷洒作用 30 ～ 60 分钟。

5. 过氧乙酸配制　见表 6-2。

表 6-2　过氧乙酸百分浓度溶液配制用药量与加水量

原药浓度	欲配浓度 0.5%		欲配浓度 1.0%	
	取药量（ml）	加水量（ml）	取药量（ml）	加水量（ml）
20	25	975	50	950
18	28	958	56	944
16	31	964	62	938
14	36	969	71	929
12	42	964	83	916
10	50	950	100	900

注：表中为配制 1000ml 所取量。

6. 使用注意事项

（1）应储存于通风阴凉处。

（2）稀释液临用前配制：用前应测定有效含量，根据测定结果配制消毒溶液。配制溶液时，忌与碱或有机物相混合。为防止过氧乙酸对消毒物品的损害，对金属制品与织物浸泡消毒后，应及时用清水冲洗干净。谨防溅入眼内或皮肤黏膜上，一旦溅上，及时用清水冲洗。消毒被血液、脓液等污染的物品时，需适当延长作用时间。

三、含氯消毒剂

凡是能溶于水、产生次氯酸的消毒剂统称含氯消毒剂。它是一种古老的消毒剂，但至今仍然是一种优良的消毒剂。通常所说的含氯消毒剂中的有效氯，并非指氯的含量，而是消毒剂的氧化能力，相当于多少氯的氧化能力。该消毒剂分为以氯胺类为主的有机氯和以次氯酸为主的无机氯。前者杀菌作用慢，但性能稳定，后者杀菌作用快速，但性能不稳定。

1. 常见剂型

（1）液氯：含氯量 > 99.5%（V/V）。

（2）漂白粉：含有效氯 25%（W/W）。

（3）漂白粉精：含有效氯 80%（W/W）。

（4）三合二：含有效氯 56%（W/W）。

（5）次氯酸钠：工业制备的含有效氯 10%（W/W）。

（6）二氯异氰脲酸钠：含有效氯 60%（W/W）。

（7）三氯异氰脲酸：含有效氯 85%～90%（W/W）。

（8）氯化磷酸三钠：含有效氯 2.6%（W/W）。

2.杀菌原理　含氯消毒剂的杀菌机制如下。

（1）次氯酸的氧化作用：次氯酸为很小的中性分子，它能通过扩散到带负电荷的菌体表面，并通过细胞壁穿透到菌体内部起氧化作用，破坏细菌的磷酸脱氢酶，使糖代谢失衡而导致细菌死亡。

（2）新生态氧的作用：由次氯酸分解形成新生态氧，将菌体蛋白质氧化。

（3）氯化作用：氯通过与细胞膜蛋白质结合，形成氮氯化合物，从而干扰细胞的代谢，最后引起细菌的死亡。

3.主要优缺点

（1）优点：①杀菌谱广、作用迅速、杀菌效果可靠；②毒性低；③使用方便、价格低廉。

（2）缺点：①不稳定，有效氯易丧失；②对织物有漂白作用；③有腐蚀性；④易受机物、pH 等的影响。

4.杀菌作用　通常能杀灭细菌繁殖体、病毒、真菌孢子及细菌芽孢。

5.使用方法　常用的消毒灭菌方法有浸泡法、擦拭法、喷洒法与干粉消毒法。

（1）浸泡法：将待消毒或灭菌的物品放入装有含氯消毒剂溶液的容器中，加盖。对细菌繁殖体污染物品的消毒，用含有效氯 200mg/L 的消毒液浸泡 10 分钟以上；对肝炎病毒和结核杆菌污染物品的消毒，用含有效氯 2000mg/L 的消毒液浸泡 30 分钟以上；对细菌芽孢污染物品的消毒，用含有效氯 2000mg/L 的消毒液浸泡 30 分钟。

（2）擦拭法：对大件物品或其他不能用浸泡法消毒的物品用擦拭法消毒。消毒所用药物浓度和作用时间参见浸泡法。

（3）喷洒法：对一般污染表面，用 1000mg/L 的消毒液均匀喷洒（墙面：200ml/m^2；水泥地面：350ml/m^2，土质地面：1000ml/m^2），作用 30 分钟以上；对肝炎病毒和结核杆菌污染的表面的消毒，用含有效氯 2000mg/L 的消毒液均匀喷洒（喷洒量同前），作用 60 分钟以上。

（4）干粉消毒法：对排泄物的消毒，用漂白粉等粉剂含氯消毒剂按排泄物的 1/5 用量加入排泄物中，略加搅拌后，作用 2～6 小时，对医院污水的消毒，用干粉按有效氯 50mg/L 用量加入污水中并搅拌均匀，作用 2 小时后排放。

6.影响杀菌的因素

（1）浓度与作用时间：一般规律是药物浓度愈高，作用时间愈久，杀菌效果愈好。漂白粉与三合二药物浓度增高，其溶液 pH 亦随之上升，需延长作用时间才能灭菌。

（2）酸碱度 pH 越低，杀菌作用越强。含氯消毒剂的杀菌作用主要依赖于溶液中未分解的次氯酸浓度，而溶液 pH 越低，则未分解的次氯酸越多，随着 pH 上升，越来越多的次氯酸分解成氢与次氯酸根离子，而失去杀菌作用。

（3）温度增高可加强杀菌作用。但不能对次氯酸钠溶液加热，否则会导致其分解，使杀菌效果降低。

（4）有机物：有机物的存在可损耗有效氯，影响其杀菌作用。对低浓度消毒液的影响比较明显。淀粉、脂肪、醇类的影响较小（甲醇对次氯酸钠反而有增效作用）；有机物对二氯异氰脲酸钠的影响较小。

（5）还原性物质：硫代硫酸盐、亚铁盐、硫化物、含氨基化合物等还原性物质，亦可降低其杀菌作用。在消毒污水时应予以注意。

（6）水质的硬度：硬度 < 400mg/L，对其杀菌作用影响不大。

7. 使用注意事项

（1）应置于有盖容器中保存，并及时更换。

（2）勿用于手术器械的消毒灭菌。

（3）浸泡消毒时，物品勿带过多水分。

（4）勿用于被血液、脓液、粪便等有机物污染表面的消毒。物品消毒前，应将表面黏附的有机物清除。

（5）勿用于手术缝合线的灭菌。

（6）用含氯消毒剂消毒纺织品时，消毒后应立即用清水冲洗。

四、二氧化氯

二氧化氯是一种新型高效消毒剂，具有高效、广谱的杀菌作用。它不属于含氯消毒剂，实际上为过氧化物类消毒剂。目前国内已有多家在生产稳定性二氧化氯及二元包装的二氧化氯。

1. 杀菌原理　二氧化氯具有很强的氧化作用，能使微生物蛋白质中的氨基酸氧化分解，导致氨基酸链断裂，蛋白质失去功能，使微生物死亡，它的作用既不是蛋白质变性，也不是氯化作用，而是强大的氧化作用，这种作用比氯化作用至少强 2.5 倍。

2. 杀菌作用　二氧化氯杀菌谱广，包括几乎所有的常见致病微生物，如细菌繁殖体、细菌芽孢、真菌病毒及抵抗力强的肝炎病毒等。

3. 主要优缺点

（1）优点：①广谱、高效，能杀灭一切微生物，快速无毒使用安全；②使用范围广泛，不仅可以作为灭菌剂，也可作为消毒、防腐剂和保鲜剂；③作饮水消毒时不仅可杀死水中微生物，而且能杀灭原虫和藻类，具有提高水质和除臭作用。消毒后不产生有害物质，国外称它为理想的化学消毒剂。

（2）缺点：①有机物对该消毒剂有一定的影响；②对碳钢、铝、不锈钢等手术器械有一定的腐蚀性；③杀菌效果多受活化剂浓度和活化时间的影响。

4. 应用范围　稳定性二氧化氯可应用于食品加工、饮用水、医院、医药工业的消毒、防霉、食品消毒和保鲜及病房终末消毒、除臭、口腔含漱、外科伤口清洗等。

5.使用方法

（1）消毒处理：①浸泡法。将洗净、晾干待消毒或灭菌处理的物品浸于二氧化氯溶液中，加盖。对细菌繁殖的污染，用100mg/L浸泡30分钟；对肝炎病毒和结核杆菌的污染用500mg/L浸泡30分钟；对细菌芽孢消毒用1000mg/L浸泡30分钟。灭菌浸泡60分钟。②擦拭法。参考浸泡法。③喷洒法。对一般污染的表面用500mg/L二氧化氯均匀喷洒，作用30分钟；对肝炎病毒和结核杆菌污染的表面用1000mg/L二氧化氯均匀喷洒，作用60分钟。

（2）饮水消毒：在饮用水源中加入5mg/L的二氧化氯作用5分钟即可。

6.使用注意事项

（1）消毒前将二氧化氯用10∶1的柠檬酸活化30分钟才能使用。

（2）活化后的二氧化氯不稳定，一般要活化后当天使用。

（3）用二氧化氯消毒内镜或手术器械后，应立即用无菌蒸馏水冲洗，以免对器械有腐蚀作用。

（4）配制溶液时，忌与碱或有机物相接触。

五、环氧乙烷

环氧乙烷为气体杀菌剂，杀菌谱广，杀菌力强，属高效灭菌剂。环氧乙烷在低温下为无色液体，沸点10.8℃，在常温下为无色气体，易燃、易爆、空气中浓度达3%以上，即有爆炸危险。环氧乙烷气体和液体都有杀菌作用，但一般作为气体消毒剂使用。

1.杀菌原理　环氧乙烷的杀菌原理是通过对微生物蛋白质分子的烷基化作用，干扰酶的正常代谢而使微生物死亡。

2.主要优缺点

（1）优点：①广谱、高效能杀灭一切微生物；②穿透力强，可穿透玻璃纸、聚乙烯或聚氯乙烯薄膜和一般硬纸盒；③可用于不耐热的医疗器械的灭菌。

（2）缺点：①灭菌时间相对较长；②环氧乙烷气体易燃、易爆；③灭菌后物品有残余毒性，应通风散气后才能使用。

3.使用范围和条件

（1）使用范围：环氧乙烷不损害消毒的物品且穿透力较强，故大多数不宜用一般方法消毒的物品均可用环氧乙烷消毒或灭菌，如电子仪器、光学仪器、生物制品、药品、医疗器械、书籍、文件、皮毛、棉、化纤、塑料制品、木制品、陶瓷及金属制品、橡胶制品、人工心肺机、人工肾、气管镜、膀胱镜、胃镜、手术器械、透析器和一次性使用的诊疗用品等。

（2）使用条件：影响环氧乙烷气体灭菌的因素很多，只有严格控制有关因素，才能达到消毒或灭菌效果。

①气体浓度、温度和灭菌时间的关系：在一定的范围内，温度升高、浓度增加，可使灭菌时间缩短。在一定温度范围内，若温度不变，则浓度加倍，消毒时间缩短一半。在用环氧乙烷灭菌时必须合理选择温度、浓度和时间参数。

②控制灭菌环境的相对湿度和物品的含水量：因为环氧乙烷的烷基化作用需要有一定的水分，故灭菌环境的相对湿度、细菌本身含水量和消毒物品含水量，对环氧乙烷的消毒效果均有显著影响。一般情况下，以相对湿度在 60% ～ 80% 为最好。物品太湿，细菌本身含水量太多，影响环氧乙烷的渗透性。太干燥的细菌，用环氧乙烷难以杀灭，消毒前可适当预湿，使微生物恢复失去的水分。

③注意菌体外保护物质对消毒效果的影响：菌体表面含有的有机物越多，越难杀灭，因为有机物层不仅可影响环氧乙烷的穿透，而且也可消耗一部分环氧乙烷。因此，当用环氧乙烷消毒脓液、血液、痰、粪便和血浆污染品中的微生物时，应适当加大用量或延长作用时间。在无机盐或有机物晶体中的微生物，用环氧乙烷难以杀灭。

④灭菌物品的质量和厚度：环氧乙烷对多孔及能吸收环氧乙烷的物品表面灭菌效果较无孔表面为好。消毒时需要参考消毒物品的性质选择所用环氧乙烷的浓度和作用时间。环氧乙烷气体的穿透力强，可穿过玻璃纸、硬纸盒、塑料薄膜、塑料管等。但是其穿透力也有一定的限度，所以消毒物品不能太厚。

4. 使用方法　由于环氧乙烷易燃、易爆，且对人有毒，所以必须在密闭的容器内灭菌。常用的灭菌容器有两种：环氧乙烷灭菌器和环氧乙烷灭菌袋。

(1) 环氧乙烷灭菌器及其应用：目前使用的环氧乙烷灭菌器种类很多，大型的有数十立方米，中等的有 1 ～ 10m³，小型的有零点几至 1m³。它们各有不同的用途。

①大型灭菌器：一般用于大量处理物品的灭菌，一般用药量为 0.89 ～ 1.2mg/m³，在 55 ～ 60℃下作用 6 小时。

②中型环氧乙烷灭菌器：一般用于一次性使用诊疗用品的灭菌。这种灭菌器设备完善，自动化程度高，可用纯环氧乙烷或环氧乙烷和二氧化碳混合气体。一般要求灭菌条件为：浓度 800 ～ 1000mg/L，相对湿度 60% ～ 80%，温度 55 ～ 60℃，作用时间 4 小时。灭菌物品常用塑料薄膜密闭包装: 环氧乙烷穿透力强，可以穿过薄膜而进入灭菌物品。如果在小包装上带有可过滤空气的滤膜，则灭菌效果更好。

③小型环氧乙烷灭菌器：多用于医疗卫生部门处理少量医疗器械和用品。为了安全，多采用环氧乙烷和二氧化碳或氟利昂混合气体。这类灭菌器自动化程度也比较高，可自动抽真空，自动加药，自动调节温度和相对湿度，也可自动控制灭菌时间。用于灭菌时要求环氧乙烷气体用 800mg/L，温度为 55 ～ 60℃，相对湿度 60% ～ 80%，作用时间 6 小时。用于消毒时可减少气体浓度至 450mg/L。

④对中型和小型环氧乙烷灭菌器的要求：有较好的耐压性能和密闭性能，应能承受 1.25 倍工作压力的水压实验，无变形和渗漏，可以抽真空至 53.3kPa 以下；加药定量准确，保温性能可以调节消毒器内的温度和相对湿度；消毒后用外环境空气冲洗时，输入的空气应经过高效滤器，可滤除 ≥ 0.3μm 粒子 99.6% 以上；排出的残余环氧乙烷应经过酸化处理，灭菌物品中残留环氧乙烷应低于 10mg/L；灭菌环境中环氧乙烷的浓度应低于 2mg/m³。

(2) 环氧乙烷灭菌袋的应用：用丁基橡胶尼龙布制成，容积有数升至数十升，大小不等，大者可用于消毒棉被、棉衣等大件物品，小者用于灭菌手术器械、敷料等小件物品。使用时先将物品装入袋内，然后扎紧袋口。从袋下角的排气口挤出袋内的气体，将环氧乙烷出气口与消毒袋的通气管接通，加温环氧乙烷瓶，使气化的环氧乙烷进入袋内，加药后塞牢通气管口。在要求的温度下作用一定时间。消毒后打开袋口，通风散气，取出消毒物品。

灭菌时环氧乙烷用量、温度及灭菌时间分别为：440mg/L，温度＞30℃，12 小时；800mg/L，温度 25～30℃，6 小时；1000～1500mg/L，温度 25～30℃，2 小时。

5. 使用时注意事项

(1) 环氧乙烷存放处，应无火源，无转动马达，无日晒，通风好，温度＜40℃，但不能将其放于冰箱内。

(2) 吸取或分装液态环氧乙烷时，须先将容器用冰水冷却，操作员应戴防毒口罩，若不慎将液体落于皮肤黏膜上必须立即用水冲洗 0.5 分钟。

(3) 取药及开钢瓶时不能太猛，以免药液喷出，玻璃安瓿应用两层布包好后，才能打开其液体，不可直接溅落在塑料袋上。

(4) 经常检查漏气情况，可用加有 10% 酚酞的饱和硫代硫酸钠溶液浸湿滤纸，贴于可疑漏气处，如滤纸变红，即证明有环氧乙烷漏出，应立即进行处理。

(5) 热水加热环氧乙烷容器时必须先打开阀门，移出热水后，才能关闭阀门。

(6) 消毒完后，必须打开门窗充分通风散气后，再开照明电灯；消毒后的物品，放入解析器内清除残留环氧乙烷。

(7) 环氧乙烷遇水后，形成有毒的乙二醇，故不可用于食品的灭菌。

六、臭　氧

臭氧在常温下为爆炸性气体，有特臭，为已知最强的氧化剂。臭氧在水中的溶解度较低（3%）。臭氧稳定性差，在常温下可自行分解为氧。所以臭氧不能瓶装贮备，只能现场生产，立即使用。

1. 杀菌原理　臭氧的杀菌原理主要是靠强大的氧化作用，使酶失去活性导致微生物死亡。

2. 杀菌能力　臭氧是一种广谱杀菌剂，可杀灭细菌繁殖体和芽孢、病毒、真菌等，并可破坏肉毒杆菌毒素。

3. 方法和适用范围　在医院消毒方面，臭氧的用途主要有以下几种。

(1) 水的消毒：医院污水和诊疗用水的消毒。

(2) 物体表面消毒：饮食用具、理发工具、食品加工用具、衣物、钱币、化验单、病历夹、票券等放密闭箱内消毒。

(3) 空气消毒：用于人不在的情况下，室内空气的消毒。

4. 使用方法

(1) 诊疗用水消毒：一般加臭氧 0.5～1.5mg/L，作用 5～10 分钟，水中保持剩余臭氧浓度 0.1～0.5mg/L。对于质量较差的水，加臭氧量应在 3～6mg/L。

(2) 医院污水处理：用臭氧处理污水的工艺流程是：污水先进入一级沉淀，净化后进入二级净化池，处理后进入调节储水池，通过污水泵抽入接触塔，在塔内与臭氧充分接触 10～15 分钟后排出。

一般 300 张床位的医院，建一个污水处理能力 18～20t/h 的臭氧处理系统，采用 15～20mg/L 的 O_3 投入量，作用 10～15 分钟，处理后的污水清亮透明，无臭味，细菌总数和大肠菌群数均可符合国家污水排放标准。

（3）医院游泳池水的处理：臭氧消毒游泳池水的优点是杀菌力强，速度快，对肠道菌和病毒均有杀灭作用；对游泳池设施不造成腐蚀、毁坏；能改善水质、脱色、除臭除味，处理后的水晶莹清澈；对游泳者无刺激性，少量臭氧能使空气清新，净化空气。缺点是臭氧在水中分解快，消毒作用持续时间短，不能解决持续污染的消除。

一般来说，臭氧的投入量为 1～1.7mg/L，接触时间 1～2 分钟，即可获得理想的消毒效果，水质也会有明显改善，用于游泳池循环水处理，投入臭氧量为 2mg/L。

（4）空气消毒：臭氧对空气中的微生物有明显的杀灭作用，采用 30mg/m³ 浓度的臭氧，作用 15 分钟，对自然菌的杀灭率达到 90% 以上。用臭氧消毒空气，必须是在人不在的条件下，消毒后至少过 30 分钟才能进入。可用于手术室、病房、无菌室等场所的空气消毒。

（5）表面消毒：臭氧对表面上污染的微生物有杀灭作用，但作用缓慢，一般要求 60mg/m³，相对湿度 ≥ 70%，作用 60～120 分钟才能达到消毒效果。

5.注意事项

（1）臭氧对人有害，国家规定大气中允许浓度为 0.2mg/m³，故消毒必须在无人条件下进行。臭氧对人体呼吸道黏膜有刺激，空气中臭氧浓度达 1mg/L 时，即可嗅出；2.5～5mg/L 时，可引起脉搏加速、疲倦、头痛，人若停留 1 小时以上，可发生肺气肿，以致死亡，故在无人条件下进行消毒，消毒后停 30～50 分钟进入便无影响。

（2）臭氧为强氧化剂，对多种物品有损坏，浓度越高对物品损坏越重，可使铜片出现绿色锈斑，橡胶老化、变色、弹性减低，以致变脆、断裂，使织物漂白褪色等。使用时应注意。

（3）温度和湿度可影响臭氧的杀菌效果：臭氧用作水消毒时，0℃ 最好，温度越高，越有利于臭氧的分解，故杀菌效果越差。加湿有利于臭氧的杀菌作用，要求湿度 > 60%，湿度越大杀菌效果越好。

（4）空气消毒后维持时间：消毒后 30～60 分钟臭氧自行分解为氧气，其分解时间内仍有杀菌功效，故空气消毒后，若房间密闭仍可保持 30～60 分钟。

（5）臭氧可与食品直接接触，用于食品消毒、保鲜，对食品不产生残余污染，不影响营养成分。

（6）用于环境设备消毒：高浓度的臭氧可以老化橡胶，使铜片锈蚀，但臭氧用作空气消毒时，并非使用纯臭氧，又具有极易分解的特点，况且一般为间断使用，故不易产生对环境设备的损害。同时臭氧还可以除异味，净化环境，使空气清新。

七、碘　伏

碘伏是以表面活性剂为载体的不定型络合物，其中表面活性剂兼有助溶作用。该消毒剂中的碘在水中可逐渐释放，以保持较长时间的杀菌作用。所用表面活性剂，既能作为碘的载体，又有很好的溶解性，有阳离子、阴离子和非离子之分，但以非离子最好。

1. 杀菌原理　碘伏起杀菌作用的主要是碘元素本身，它可卤化菌体蛋白质，使酶失去活性，导致微生物死亡。

2. 主要优缺点

(1) 优点：①中效、速效、低毒、对皮肤无刺激、黄染较轻；②易溶于水，兼有消毒、洗净两种作用；③用碘伏消毒，使用方便，可以消毒、脱碘一次完成。无须碘酊消毒、乙醇脱碘。

(2) 缺点：①受有机物影响大；②对铝、铜、碳钢等二价金属有腐蚀性。

3. 杀菌作用　碘伏为中效消毒剂，能杀灭细菌繁殖体、结核杆菌及真菌和病毒，但不能杀灭细菌芽孢。

4. 适用范围　适用于皮肤、黏膜的消毒。

5. 使用方法　消毒处理：常用消毒方法有浸泡法、擦拭法、冲洗法。

(1) 浸泡法：将清洗、晾干待消毒的物品放入装有碘伏溶液的容器中，加盖。对细菌繁殖体污染物品的消毒，用含有效碘 250mg/L 的消毒液浸泡 30 分钟。

(2) 擦拭法：对皮肤、黏膜用擦拭法消毒。消毒时，用浸有碘伏消毒液的无菌棉球或其他替代物品擦拭被消毒部位。对卫生洗手消毒用含有效碘 500mg/L 的消毒擦拭 2 分钟；对外科洗手用含有效碘 3000 ～ 5000mg/L 的消毒液擦拭 3 分钟；对于手术部位及注射部位的皮肤消毒，用含有效碘 3000 ～ 5000mg/L 的消毒液局部擦拭两遍，作用 2 分钟；对口腔黏膜创面消毒，用含有效碘 500mg/L 的消毒液擦拭，作用 3 ～ 5 分钟。

(3) 冲洗法：对阴道黏膜及伤口黏膜创面的消毒，用有效碘 250mg/L 的消毒液冲洗 3 ～ 5 分钟。

6. 注意事项

(1) 应置于阴凉处避光、防潮、密封保存。

(2) 碘伏对二价金属制品有腐蚀性，不应做相应金属制品的消毒。

(3) 消毒时，若存在有机物，应提高药物浓度或延长消毒时间。

(4) 避免与拮抗药物同用。

八、乙　醇

乙醇属中效消毒剂，目前医院使用很普遍。

1. 杀菌原理　醇类消毒剂杀灭微生物依靠 3 种作用：①破坏蛋白质的肽键，使之变性；②侵入菌体细胞，解脱蛋白质表面的水膜，使之失去活性，引起微生物新陈代谢障碍；③溶菌作用。

2.主要优缺点

(1) 优点：①具有中效、速效的杀菌作用；②无毒、无刺激，对金属无腐蚀性。

(2) 缺点：①受有机物影响大；②易挥发，不稳定。

3.杀菌作用　乙醇为中效消毒剂，能杀灭细菌繁殖体、结核杆菌及大多数真菌和病毒，但不能杀灭细菌芽孢，短时间不能灭活乙肝病毒。

4.适用范围　适用于皮肤、环境表面及医疗器械的消毒。

5.使用方法　消毒处理：常用消毒方法有浸泡法和擦拭法。

(1) 浸泡法：将待消毒的物品放入装有乙醇溶液的容器中，加盖。对细菌繁殖体污染医疗器械等物品的消毒，用 70% 乙醇溶液浸泡 10 分钟以上；对外科洗手消毒，用 75% 乙醇溶液浸泡 5 分钟。

(2) 擦拭法：对皮肤的消毒，用 75% 乙醇棉球擦拭。

6.注意事项

(1) 应置于有盖容器中保存，并及时更换。

(2) 勿用于手术器械的消毒灭菌。

(3) 勿用于涂有醇溶性涂料表面的消毒。

(4) 浸泡消毒时，物品勿带过多水分。

(5) 勿用于被血液、脓液、粪便等有机物污染表面的消毒。物品消毒前，应将表面黏附的有机物清除。

九、氯 己 定

氯己定为双胍类化合物，因分子中含有苯环，故有人将之列入酚类消毒剂。该药属低效消毒剂。

1.杀菌原理　氯己定的杀菌作用有 3 点：①吸附于细胞表面，破坏细胞膜，造成胞质组分渗漏；②抑制脱氢酶的活性；③高浓度时，可凝聚胞质组分。

2.主要优缺点

(1) 优点：杀菌速效，对皮肤无刺激，对金属无腐蚀性，性能稳定，抑菌效果特别强，抑菌所需浓度低，可为 $10^{-5} \sim 10^{-6}$。

(2) 缺点：易受有机物的影响。

3.杀菌作用　可杀灭革兰阳性与革兰阴性的细菌繁殖体，但对结核杆菌、某些真菌及细菌芽孢仅有抑制作用。

4.适用范围　可用于皮肤、黏膜创面及环境物体表面的消毒。

5.使用方法　消毒处理：常用消毒方法有浸泡法、擦拭法和冲洗法。

(1) 浸泡法：将待消毒的双手浸泡于装有 0.5% 氯己定乙醇（70）溶液或 4% 葡萄糖酸盐氯己定溶液的容器中，对卫生洗手，浸泡 1～2 分钟；对外科洗手，浸泡 3 分钟。

(2) 擦拭法：对手术部位及注射部位的皮肤的消毒。用浸有 0.5% 氯己定乙醇（70）溶液的无菌棉球或其他替代物品局部擦拭两遍，作用 2 分钟；伤口创面消毒，用浸有 0.5% 氯己定水溶液的无菌棉球擦拭创面 2～3 遍，作用 2 分钟。

（3）冲洗法：对阴道、膀胱或伤口黏膜创面的消毒，用 0.01% ～ 0.1% 氯已定水溶液冲洗 3 ～ 5 分钟，至冲洗液变清为止。

6. 使用注意事项

（1）勿与肥皂、洗衣粉等阴性离子表面活性剂混合使用。

（2）冲洗消毒时，若创面脓液过多，应延长冲洗时间。

十、苯扎溴铵

苯扎溴铵属季铵盐类消毒剂，它是一种阳离子表面活性剂，在消毒学分类中属低效消毒剂。

1. 杀菌原理　该消毒剂杀菌作用机制主要有：①改变细胞的渗透性，使细菌破裂；②使蛋白质变性；③抑制细菌体内某些酶，使之失去活性；④因其有良好的表面活性，可高浓度聚集于菌体表面，影响细胞的新陈代谢。

2. 主要优缺点

（1）优点：①无难闻的刺激性气味；②易溶于水；③有表面活性作用；④耐光耐热；⑤性质较稳定，可以长期储存。

（2）缺点：①易受有机物的影响；②吸附性强。一块 10cm×10cm 的纱布浸入 1/1000 苯扎溴铵 1000ml 溶液中，可使该溶液变成 1/2000 的浓度。

3. 杀菌作用　苯扎溴铵对化脓性细菌、肠道菌及部分病毒有一定的杀灭能力；对结核杆菌、真菌的杀灭效果不好；对细菌芽孢仅能起抑制作用。本消毒剂对革兰阳性菌的杀灭能力一般较对革兰阴性菌强，抑菌浓度远低于杀菌浓度。

4. 适用范围　适用于皮肤、黏膜的消毒及细菌繁殖体污染的消毒。

5. 使用方法

（1）对污染物品的消毒：可用 0.1% ～ 0.5% 浓度的溶液喷洒、浸泡或抹擦，作用 10 ～ 60 分钟。如水质过硬，可将浓度提高 1 ～ 2 倍。

（2）消毒皮肤：可用 0.1% ～ 0.5% 浓度的溶液涂抹、浸泡。

（3）消毒黏膜：可用 0.02% 浓度的溶液浸洗或冲洗。

6. 使用注意事项

（1）苯扎溴铵为低效消毒剂，易被微生物污染。外科洗手液必须是新鲜的。每次更换时，盛器必须进行灭菌处理。用于消毒其他物品的溶液，最好随用随配，放置时间一般不超过 2 ～ 3 天。使用次数较多，或发现溶液变黄、浑浊及产生沉淀时，应随即更换。

（2）消毒物品或皮肤表面粘有拮抗物质时，应清洗后再消毒。不要与肥皂或其他阴离子洗涤剂同用，也不可与碘或过氧化物等消毒剂合用。

（3）配制水溶液时，应尽量避免产生泡沫，因泡沫中药物浓度比溶液中高，影响药物的均匀分布。

（4）因本药不能杀灭结核杆菌和细菌芽孢，不能作为灭菌剂使用，亦不能作为无菌器械保存液。

（5）若消毒带有机物的物品时，要加大消毒剂的浓度或延长作用的时间。

<h1 style="text-align:center">第三节 清洗剂的选择</h1>

恰当使用清洗剂能保障清洗效果，降低工作人员的劳动强度。目前，常用的清洗剂分为 5 类：酶清洗剂、中性清洗剂、碱性清洗剂、酸性清洗剂、润滑剂。

<h2 style="text-align:center">一、酶清洗剂</h2>

1. **酶的特性** 酶是一种具有催化活性的蛋白质，极少数是 RNA 和 DNA，具有特殊的催化能力，可有效分解有机物和蛋白质，少量、短时间内就能分解大量的底物。对于管腔类器械，酶清洗剂可以进入管腔深部，渗透至管腔的所有表面，并分解有机物，降低物体表面生物负荷 $3 \sim 5$ 个对数级水平，从而提高清洗效果，并且酶清洗剂有去除内毒素和热原的作用。常温常压下催化效率是一般催化剂的 $107 \sim 1010$ 倍，但对底物具有高度专一性，每种酶只能催化一种类型的分子。性质不稳定，在不利的物理、化学条件下易变性，失去活性。

2. **酶清洗剂的组成** 根据化学结构，酶清洗剂可分为单酶、多酶。单酶只含有 1 种酶，一般为蛋白酶，仅能分解蛋白污物；多酶至少含 4 种成分，如蛋白酶、脂肪酶、糖酶与淀粉酶，能快速清除医疗器械上的污染物。根据物理形态，酶清洗剂分为固体酶、液体酶。根据清洗时产生泡沫的多少，又可分为高泡沫酶、低泡沫酶。低泡沫酶具有便于漂洗干净、对清洗机的损伤小、减少医务人员的接触性损伤等优点。多酶清洗剂还含有稳定剂、防腐剂（防止酶蛋白腐败变质）、漂洁剂（除污防聚）等成分。

酶清洗剂的组方除了酶的种类（蛋白酶、脂肪酶、淀粉酶、纤维素酶，其中蛋白酶是最重要的酶类）和数量外，作为成品，它还含有稳定剂（因浓缩液稀释后，随着时间的推移，酶的活性会逐渐下降，酶会变得不那么稳定）、防腐剂（防止酶蛋白腐败变质）、漂洁剂（除污防聚）、表面活性剂，其中表面活性剂是组方中除酶外最重要的成分。酶清洗剂大多以蛋白酶作为主要成分。表面活性剂具有湿润、洗涤和乳化的特征，既有亲水性又有疏水性，可以防止蛋白质碎片再次沉积到器械上。酶在生物体外极易失活，表面活性剂可提高酶的活性，增加酶的稳定性。长期以来，如何维持酶的稳定性，是酶清洗剂的关键技术，从早期的粉剂到目前的浓缩液体形式，关键在于选用的表面活性剂。低泡沫的效果也是表面活性剂的功能，人工清洗时过多的泡沫会影响操作人员的视线，易造成利器伤；泡沫破裂时会产生气溶胶，影响操作人员的健康，清洗机清洗时过多的泡沫会堵塞排水管道，同时，由于过多泡沫的瞬间挤压，影响回圈泵的工作，甚至造成损坏；也因空气的阻隔，造成许多酶无法发挥效用，增加了漂洗时间，造成水、电、时间上的浪费。

3. **酶清洗剂的使用** 好的酶清洗剂应是多酶、低泡沫、稳定，外观色泽清澈，无异味，无腐蚀性，可完全生物降解，有研究证实，酶的腐蚀性非常低，腐蚀速率（$R < 0.05$），属于无腐蚀级别。

酶清洗剂有单酶、多酶之分，显而易见，多酶优于单酶；剂型有固体和液体两类。

固体酶技术含量低，成本低，稳定性差，使用时易溶解不彻底，保存不当易受潮失活，如不慎吸入可能损伤呼吸道；液体多酶清洗液技术含量高，稳定性高，成本也相应高，是目前国内外医用清洗剂中使用最多的剂型。

酶对各种理化因素（温度、强酸、强碱等）敏感，低温反应慢，耗时长，高温下蛋白质易变性而失活，耗时短，反应不彻底，分解不完全，酶的适宜温度为 35 ～ 40℃，由于有机污染物在 40℃以上易凝结，故酶清洗剂的一般使用温度在 38℃左右为最佳，而并非水温越高越好，作用时间一般在 5 ～ 10 分钟。酶稀释后 2 ～ 3 小时活性明显降低，故稀释后即使不用，时间长了也应更换，酶清洗剂只有清洗作用而无杀菌作用，使用时间长、清洗器械多了后，从器械上清洗下来的微生物会大量繁殖，甚至有污染高于洗前的现象，故建议每次使用后更换。

二、中性与碱性清洗剂

1. 中性与碱性清洗剂的特性　中性清洗剂的 pH 为 6.5 ～ 7.5，对金属无腐蚀性；碱性清洗剂的 pH ≥ 7.5，对金属腐蚀性小。这两种清洗剂都以表面活性剂为主，在去除蛋白质污染的能力上不如酶清洗剂，尤其是中性清洗剂，在相同手段和条件下，它的清洗效果不如其他清洗剂。中性清洗剂适用于所有医疗用品，包括塑胶制品、软式内镜、含软金属（金银铜铁铝）的高精微手术器械。碱性清洗剂对油脂类污染有较强的去除能力，不适用于塑胶制品、橡胶、软式内镜、含软金属（金银铜铁铝）的高精微手术器械（清洗后器械易发黑）。碱性清洗剂对金属有微弱的腐蚀性（清洗后可以把不锈钢器械上的游离铁离子带走，故显得较光亮），然而每次带走的铁离子要累积上千次才有可见的差异性。

2. 中性与碱性清洗剂的使用　中性清洗剂适用于所有医疗用品，而碱性清洗剂的使用则有一定的限制，尤其适用于骨科、腹腔手术、产科手术等含有大量脂肪污染的器械。也有研究结果为碱性清洗剂清洗效果优于酶清洗剂，最优的搭配是先用碱性清洗剂浸泡（去除油脂污染），如有必要再用酶清洗剂进行清洗（分解蛋白质），这样清洗的效果是又清洁又光亮。中性和碱性清洗剂也可作为预泡保湿的溶液，其效果优于用多酶清洗剂作保湿剂（浸泡时间 > 24 小时），对于已干涸的污染物，可用中性和碱性清洗剂按比率稀释后喷洒在污染部位或直接将器械浸泡于其中几分钟后，再进入清洗步骤。

三、酸性清洗剂

1. 酸性清洗剂的特性　酸性清洗剂就是我们通常说的除锈剂、除垢剂，pH ≤ 6.5，对无机固体粒子（锈渍、水垢）有较好的溶解去除作用。虽然用砂纸、钢丝球、去污粉之类的物品借助摩擦的物理方法也能去除无机固体粒子，但这种方法严重损坏器械的金属表面涂层，造成不可逆的永久性损坏，并且会加快返锈的速度，而酸性清洗剂则通过与锈渍、水垢产生化学反应：氧化铁 + 氢离子→铁离子 + 水，碳酸钙（镁）+ 氢离子→钙（镁）离子 + 水 + 二氧化碳，使不溶于水的锈渍、水垢分解成溶于水的物质，对金属器械的损害远小于物理方法。

2. 酸性清洗剂的使用 建议使用以磷酸或乙醇酸为主的酸性清洗剂，使用时按产品说明配制溶液，以浸泡为主，避免刷洗，如必要时使用软毛刷子。建议提高溶液温度至50～70℃，可提高除锈效果，如借助超声波清洗机，利用其加温和空泡效应，则效果最快、最好。对于清洗机或灭菌舱壁内锈渍、水垢的处理，建议可在舱壁不烫手或有一定温度的情况下，以较高浓度的稀释液喷洒，保留3～5小时后，用温水冲刷，根据锈渍、水垢的附着情况，可能需要多次处理才能完全清除。酸性清洗剂使用后必须彻底清洗干净避免残留，否则极易因为灭菌时的高温而腐蚀器械设备，温水可增加其清洗效果。

四、润 滑 剂

1. 润滑剂的特性 水溶性，与人体组织有较好的相容性。目前，市场上高质量的润滑剂多采用符合生产国当地药典中规定的水溶性矿物油，它对人体无毒，不破坏金属材料的透气性、机械性和其他性能，每次清洗后容易去除不易累积。液状石蜡、硅油、凡士林等虽然具备润滑功能，但与水无法相容，灭菌过程中会阻碍灭菌介质——水蒸气与器械表面的接触，同时也不易清洗干净，易堆积在关节处，提供微生物繁殖的条件，故新规范中已不建议使用。

2. 润滑剂的组成 除了符合药典规定的矿物油外，通常还有消毒剂和表面活性剂，由于矿物油可提供微生物生长的环境，需要在润滑剂中加入一定的消毒剂，表面活性剂的主要作用是防冻（因温度过低可造成润滑剂结冰）与调和水油混合，由于润滑剂为水油混合剂，稀释后或长静置时间后会有分层现象，因此需要表面活性剂来保障水油的混合。

3. 润滑剂的使用 方式有3种：手工浸泡润滑、清洗机上油、喷油式上油。

（1）手工浸泡润滑：厂家一般建议用纯化水稀释产品，器械清洗干净、干燥后放入润滑剂浸泡30秒，取出。有条件者放入干燥柜干燥，也可用消毒过的低纤维絮擦布擦干。

（2）清洗机上油：根据产品说明稀释后，按清洗机用水量计算每次的使用量，按比例调整抽液量，清洗机上油程序多与热力消毒程序合并，消毒润滑后自动进入烘干程序，烘干后如发现清洗机内壁或器械上有白斑（排除水垢），表示润滑剂浓度过高，应加以调整。

（3）喷油式上油：以上两种方法均在去污区进行，喷油式上油在检查包装区进行，器械检查后挑出关节紧涩的器械，针对关节喷入润滑剂，再进行关节活动，使润滑剂与关节充分接触，直到关节灵活为止。目前市场上各种品牌的清洗剂品种繁多，亦无统一的行业标准，使用方法一般遵循厂家的使用说明书，至于选用何种清洗剂，那就要看清洗效果和性价比两项硬指标。

第四节 清洗用水的选择

为确保消毒供应中心及手术室无菌物品质量，降低设备维修成本，延长设备使用寿命，根据国家卫生健康委员会《清洗消毒及灭菌技术操作规范》明确要求，使用设备均要求软化水或纯化水进行清洗消毒。加强纯化水设备的管理，做好纯化水的质量检测至关重要。

一、纯化水质量不达标的弊端

1. 对灭菌器及清洗设备的影响　硬质水（自来水）导致设备腐蚀渗漏，蒸汽发生器电热管外水垢包裹，在通电加热后致电热管爆裂，而增加设备维修成本，降低设备使用寿命。更重要的是因不能正常无菌供应，导致临床手术、诊疗、护理工作不能正常进行。

2. 对器械的影响　使用硬质水电导率 > 15ls/cm，器械在烘干后表面就会有斑块状白色沉淀物，而影响器械质量。

二、纯化水监测

1. 电导率　以数字表示的溶液传导电流的能力，单位以每厘米微西门子（ls/cm）表示。一般设备上配有电导率仪显示装置，也可用专用电导率测试仪测试，每天记录测试仪或设备电导率仪读取值。

2. 氯化物　是指水中带负电的氯离子和其他元素带正电的阳离子结合而成的盐类化合物。取纯化水 50ml 于玻璃试管中，加入硝酸 5 滴与硝酸银 5 滴，摇匀，如无浑浊，即为合格。

3. pH　最简便的方法是用 pH 试纸测试后与对色板比较，记录其读取值。

4. 澄明度　取纯化水于玻璃试管中，将玻璃试管置于反色板上（黑），肉眼观察纯化水为无色，没有悬浊物、颗粒杂质等为合格。

第 **7** 章

消毒供应中心消毒灭菌技术

用于进入人体组织或无菌器官的医疗用品必须达到灭菌要求。各种注射、穿刺、采血器具应当一人一用一灭菌。凡接触皮肤、黏膜的器械和用品必须达到消毒要求。医疗卫生机构使用的一次性医疗用品使用后应当及时进行无害化处理。

第一节　消毒、灭菌的相关知识

医疗器械、器具和其他物品根据其危险性分为高度危险性物品、中度危险性物品和低度危险性物品。消毒时需要根据其危险性分别采取消毒措施。

高度危险性物品是指进入人体无菌组织、器官、脉管系统，或有无菌体液从中流过的物品或接触破损皮肤、破损黏膜的物品，一旦被微生物污染，具有极高的感染风险，如手术器械、穿刺针、腹腔镜、活检钳、心脏导管、植入物等，对高度危险性物品使用前必须经过灭菌处理。中度危险性物品是指与完整黏膜相接触，而不进入人体无菌组织、器官和血流，也不接触破损皮肤、破损黏膜的物品，如胃肠道内镜、气管镜、喉镜、肛表、口表、呼吸机管道、麻醉机管道、压舌板、肛门直肠压力测量导管等，需达到消毒水平。低度危险性物品是指与完整皮肤接触而不与黏膜接触的器材，如听诊器、血压计袖带等；病床围栏、床面及床头柜、被褥等；墙面、地面、痰盂（杯）和便器等。其可以不消毒或达到低水平消毒。

一、消　毒

消毒是通过物理或化学的方法清除或杀灭传播媒介上病原微生物，使其达到无害化的程度。

接触皮肤、黏膜的医疗器械、器具和物品必须达到消毒水平，消毒水平可分为高水平、中水平和低水平。

1. **高水平消毒**　是指杀灭一切细菌繁殖体，包括分枝杆菌、病毒、真菌及其孢子和绝大多数细菌芽孢。达到高水平消毒常用的方法包括采用含氯制剂、二氧化氯、邻苯二甲醛、过氧乙酸、过氧化氢、臭氧、碘酊等，以及能达到灭菌效果的化学消毒剂，在规定条件下，以合适的浓度和有效的作用时间进行消毒的方法。

2. 中水平消毒　指杀灭除细菌芽孢以外的各种病原微生物，包括分枝杆菌。达到中水平消毒常用的方法包括采用碘类消毒剂（碘伏、氯己定碘等）、醇类和氯己定的复方、醇类和季铵盐类化合物的复方、酚类等消毒剂，在规定条件下，以合适的浓度和有效的作用时间进行消毒的方法。

3. 低水平消毒　指能杀灭细菌繁殖体(分枝杆菌除外)和亲脂病毒的化学消毒方法，以及通风换气、冲洗等机械除菌法，如采用季铵盐类消毒剂（苯扎溴铵等）、双胍类消毒剂（氯己定）等，在规定的条件下，以合适的浓度和有效的作用时间进行消毒的方法。

对中度危险性物品应当采用高水平或中水平消毒法。直接进入人体体腔道接触黏膜的中危器械如胃镜、肠镜、阴道镜等，使用后常附着大量不易清洗干净的黏液，消毒难度大，引起感染的机会较多。间接接触黏膜或皮肤的医疗用品，如呼吸机管道、吸氧管等物品，其结构特殊，不易清洗干净，且主要用于免疫功能低下，易发生感染的患者。对这些中度危险性物品的清洗、消毒处理应特别注意每一个环节。

对低度危险性物品由于其只直接或间接与患者健康无损的皮肤相接触，一般只需清洁处理。需要消毒时常用消毒剂喷雾、浸泡或擦拭消毒。

二、灭　　菌

灭菌是用化学或物理的方法杀灭或清除传播媒介上所有微生物，使其达到无菌水平。进入人体组织、无菌器官的医疗器械、器具和物品为高度危险性物品，必须进行严格的灭菌处理。灭菌前应当彻底清洗干净。

此类物品的灭菌方法包括热力灭菌、辐射灭菌、环氧乙烷灭菌、低温甲醛蒸气灭菌和过氧化氢等离子体灭菌等方法，以及用各种灭菌剂如戊二醛、二氧化氯、过氧乙酸和过氧化氢等进行灭菌处理的方法。

使用的灭菌器械和消毒剂应为国家卫生健康委员会批准的产品，使用时应按厂家说明书进行操作。

三、选择消毒、灭菌方法的原则

1. 使用经卫生行政部门批准的消毒药、器械，并按照批准使用范围和方法使用。

2. 根据物品污染后的危害程度选择消毒、灭菌的方法：①对高度危险性物品，必须选用灭菌方法处理；②对中度危险性物品，进行中水平或高水平消毒处理；③对低度危险性物品，一般可用低水平消毒或只做一般的清洁处理。

3. 根据物品上污染微生物的种类、数量和危害性选择消毒灭菌方法。

（1）对受到细菌芽孢、真菌孢子、分枝杆菌和经血液传播病原体（乙肝病毒、丙肝病毒、艾滋病病毒等）污染的物品，选用高水平消毒法或灭菌法。

（2）对受到真菌、亲水病毒、螺旋体、支原体、衣原体和病原微生物污染的物品，选用中水平以上的消毒方法。

（3）对受到一般细菌和亲脂病毒等污染的物品，可选用中水平或低水平消毒法。

（4）对存在较多有机物的物品消毒时，应加大消毒药剂的使用剂量和（或）延长消毒作用时间。

（5）消毒物品上微生物污染特别严重时，应加大消毒药剂的使用剂量和（或）延长消毒作用时间。

4. 根据消毒物品的性质选择消毒方法。

（1）耐高温、耐湿度的物品和器材，应首选压力蒸汽灭菌；耐高温的玻璃器材、油剂类和干粉类等可选用干热灭菌。

（2）不耐热、不耐湿及贵重物品，可选择环氧乙烷或低温蒸汽甲醛气体消毒、灭菌。

（3）对器械浸泡灭菌时，应选择对金属基本无腐蚀性的消毒剂。

四、医疗机构使用消毒药械的管理

《传染病防治法》第二十九条规定：用于传染病防治的消毒产品应当符合国家卫生标准和卫生规范。根据《消毒管理办法》的规定，消毒产品包括消毒剂、消毒器械（含生物指示物、化学指示物和灭菌物品包装物）、卫生用品和一次性使用医疗用品。

卫生部对消毒剂、消毒器械实行市场准入制度，只有取得国家卫生健康委员会卫生许可批件的产品才可以上市销售，医疗机构只能使用经过国家卫生健康委员会批准的消毒剂和消毒器械。一次性医疗用品在我国由国家食品药品监督管理局管理，只有取得了医疗器械许可证后才可上市。医疗机构也只能使用经过国家食品药品监督管理局批准的产品。卫生用品由卫生部门管理，但目前没有实行许可制度，医疗机构应根据检测结果和以往的使用情况选择合格的供应商和安全有效并符合国家卫生标准和卫生规范的产品。

各种注射、穿刺、采血器具应当一人一用，不得重复使用。使用过的一次性医疗器械应按照《医疗废物管理条例》及时进行无害化处理。

消毒药械和一次性使用医疗器械、器具的品质及其合法性是否符合《传染病防治法》和《消毒管理办法》的规定，由医院感染管理部门进行审核并接受卫生行政部门的监督检查。

第二节　清洁类物品的管理

医院用清洁类医疗物品是指经终末处理或清洗消毒后可再次使用的物品，一般包括床单位、呼吸机外置管路、压脉带、氧气湿化瓶等。长期以来，临床科室采取化学消毒剂自行浸泡消毒的方法，处理程序不规范，无专人把关，消毒质量难以保障，且化学消毒剂易造成病区环境污染，存在着一定的安全隐患。为保证医院清洁类医疗用品的有效、安全使用，我院自2007年起逐步探索该类物品的集中式供应模式，先后开展了床单位、呼吸机外置管路、压脉带、氧气湿化瓶的集中式清洗消毒，建立了适合各类清洁类物品的标准化清洗消毒方法及供应流程,制定了清洁类物品的管理规范,收到了良好的效果。

一、呼吸机外置管路岗位

(一) 岗位职责

1. 负责全院呼吸机外置回路的回收、清洗消毒、干燥、检查、包装及下收下送工作。

2. 掌握工作流程和操作步骤,具有较强的人际沟通能力和协调能力,能与相关科室进行有效的沟通。

3. 熟悉呼吸机外置回路的结构,清洗前需将连接部件拆分到功能位的最小单位。

4. 掌握正确的清洗消毒程序及重度污染程序(包括结核分枝杆菌、AIDS 病毒、梅毒、乙肝病毒、丙肝病毒、MRSA、MRSE 等耐药菌群感染者),保证清洗质量。

5. 掌握呼吸机外置回路的检查方法及包装方式。

6. 配合感染科每季度对清洗消毒后的呼吸机外置回路进行清洗效果监测。

7. 负责督促去污区、检查包装灭菌区的卫生清洁工作,保持桌面、地面卫生,以及下收下送车的清洁消毒工作。

(二) 工作标准

1. 严格执行交接班、查对制度及去污区、检查包装区的管理制度。

2. 严格执行下收下送流程,下收呼吸机外置回路时,与科室人员共同核对清点,检查有无破损,如有问题及时与科室沟通;清点完毕后登记数量,并签字确认。

3. 清洗消毒前应将连接部件拆分到功能位的最小单位,仔细检查有无血渍、痰渍及油渍,如有污染物应预先放入清洗剂内浸泡 10 分钟后去除污染物再进入清洗机中清洗消毒,如有胶痕应先去除再放入清洗机内进行清洗消毒。

4. 根据呼吸机外置回路的结构不同,选择专用的清洗架装载,因每个科室的型号不同所以需要分开装载,避免清洗后混淆,选择正确的程序进行清洗消毒,清洗消毒的最低温度应达到 90℃,维持消毒时间为 5 分钟,重度污染为 10 分钟,并记录 A_0 值。

5. 清洗消毒后注意手卫生的消毒,然后放入干燥柜中完全干燥再进行检查,检查呼吸机外置回路是否清洗干净、干燥,有无破损等。独立纸塑包装,包装时保证配套,不得交叉装配,分科室放置,注明消毒日期和失效期,有效期为 7 天。

6. 清洗消毒效果的监测由医院感染科每 3 个月监测 1 次,并将报告存档备用。

(三) 操作流程

呼吸机外置清洗消毒流程见图 7-1。

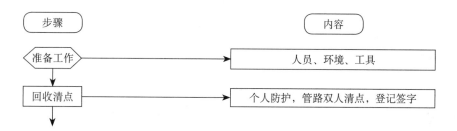

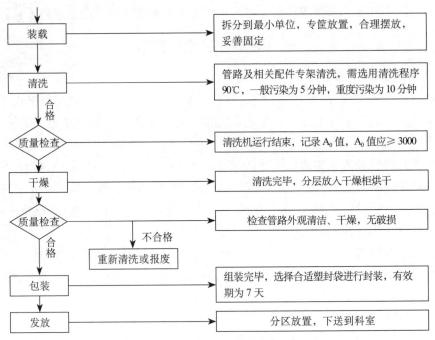

图 7-1　呼吸机外置管路清洗消毒流程

（四）操作步骤

1. 人员：做好个人防护，戴口罩、帽子、鞋套，穿防护服，必要时戴护目镜；环境：宽敞明亮整洁；工具：清洗池、清洗机、清洗架、操作台、多酶清洗剂。

2. 回收时与科室人员查对管路数量及相关配置零件，检查有无破损，及时与科室沟通，签名确认。

3. 清洗前应将连接部件拆分到最小单位，如痰痂、污渍过多可先浸泡入多酶清洗剂10分钟，再根据物品结构分筐放置，选择管路专用清洗消毒架装载，分科室合理摆放，妥善固定。

4. 呼吸机管路装载完毕，选择合适的程序进行清洗消毒，消毒最低温度应达到90℃，维持消毒时间一般污染为5分钟，重度污染为10分钟。

5. 清洗机运行结束，记录 A_0 值，A_0 值应≥3000，如果清洗消毒不合格，需要重新清洗；清洗完毕，分科室放入干燥柜内进行烘干，干燥柜温度应选择70℃，10分钟，干燥完毕进行质量检查，检查管路内外表面清洁、干燥、无破损，如有破损，应单独包装，与科室人员交接。检查完毕，分科室按要求进行组装，裁剪出大小合适的立体塑封袋，标明科室，包装上注明消毒时间及失效时间，有效期为7天；包装完毕应分区放置，下送到相关科室。

二、压脉带岗位

（一）岗位职责

1. 负责全院压脉带的回收、清洗消毒、干燥、检查、包装及下收下送工作。

2.掌握工作流程和操作步骤，具有较强的人际沟通能力和协调能力，能与相关科室进行有效的沟通。

3.掌握压脉带的清洗程序、干燥温度、检查要点以及包装方式。

4.负责压脉带的报损和增补基数工作，及时记账、补充以及录入电脑数据，保障账物相符。

5.负责督促去污区、检查包装灭菌区的卫生清洁工作，保持桌面、地面卫生，以及下收下送车、转运筐的清洁消毒工作。

（二）工作标准

1.严格执行交接班、查对制度以及去污区、检查包装区的管理制度。

2.压脉带下收时与科室人员共同核对清点，清点完毕后更换清洁的压脉带并在交换单上登记，由科室人员签字确认。

3.清洗前检查压脉带有无血渍、污渍，如有血渍、污渍直接报废，选择合适的清洗架清洗，并妥善固定。

4.选择正确的程序进行清洗消毒，清洗消毒的最低温度应达到90℃，维持消毒时间为1分钟，并记录 A_0 值。

5.清洗消毒后的压脉带放入甩干机中甩出水分，再放入60℃的干燥柜中完全干燥，然后检查整理，检查压脉带外观干净、无污渍、无血渍、无异物，对弹性不好、两头发黏、颜色发黑、长度不够的进行报废，将整理好的压脉带10根一捆装入纸塑袋中，注明消毒日期，根据需要配备周转基数。

（三）操作流程

压脉带清洗消毒流程见图7-2。

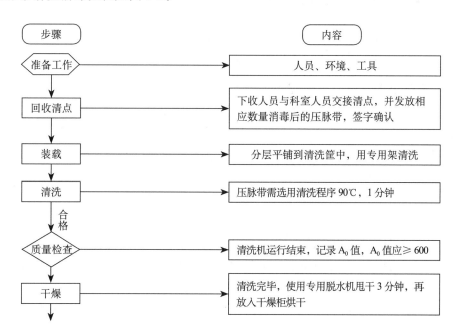

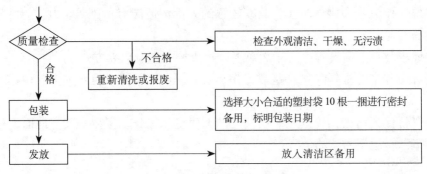

图 7-2　压脉带清洗消毒流程

（四）操作步骤

1. 人员：做好个人防护，戴口罩、帽子、鞋套，穿防护服，必要时戴护目镜；环境：宽敞明亮整洁；工具：清洗机、清洗架、清洗筐等。

2. 下收人员到科室与病区人员共同清点压脉带数量，并发放相应数量的消毒后的压脉带，在交接单上签名确认。

3. 将回收的污染压脉带分散平铺到清洗筐内，用专用清洗架清洗，选择合适的程序进行清洗消毒，一般消毒最低温度应达到 90℃，维持消毒时间一般为 1 分钟。

4. 清洗机运行结束后，记录 A_0 值，A_0 值应 ≥ 600，清洗完毕，使用专用脱水机甩干 3 分钟，再放入干燥柜内完全干燥，温度为 60℃，20 分钟。

5. 干燥后的压脉带应检查外观清洁、干燥、无污渍，对弹性不好、两头发黏、颜色发黑、长度不够的进行报废。

6. 经过挑选整理，将压脉带 10 根一捆装入 15cm × 40cm 塑封袋中密封备用，标明包装时间，放于清洁区备用，定期根据病房周转基数需要增补基数。

三、简易呼吸气囊、氧气湿化瓶岗位

（一）岗位职责

1. 负责全院简易呼吸气囊、氧气湿化瓶的回收、清洗消毒、干燥、检查、包装及下收下送工作。

2. 掌握工作流程和操作步骤，具有较强的人际沟通能力和协调能力，能与相关科室进行有效的沟通。

3. 掌握简易呼吸气囊、氧气湿化瓶的清洗消毒程序、干燥温度、检查要点及包装方式。

4. 掌握简易呼吸气囊的结构，清洗前需将连接部件拆分到功能位的最小单位。

5. 掌握一次性简易呼吸气囊和复用简易呼吸气囊的区分，一次性简易呼吸气囊不可以重复使用。

6. 负责氧气湿化瓶的报损和增补基数工作，及时记账、补充及录入电脑数据，保障账物相符。

7. 负责督促去污区、检查包装灭菌区的卫生清洁工作，保持桌面、地面卫生，以及下收下送车、转运筐的清洁消毒工作。

（二）工作标准

1. 严格执行交接班、查对制度及去污区、检查包装区的管理制度。

2. 简易呼吸气囊、氧气湿化瓶回收时与科室人员共同核对清点，检查数量及质量，如有问题及时沟通，清点完毕后更换同等数量清洁的氧气湿化瓶并在交换单上登记，由科室人员签字确认（简易呼吸气囊需等消毒后再送回科室）。

3. 选择专用的清洗架进行装载，清洗消毒前将简易呼吸气囊拆分到功能位的最小单位，氧气湿化瓶将瓶身与滤芯分开，仔细检查有无血渍、痰渍及油渍，如有污染物应预先放入清洗剂内浸泡 10 分钟后去除污染物再进入清洗机中清洗消毒，如有胶痕应先去除再放入清洗机内进行清洗消毒。

4. 选择正确的程序进行清洗消毒，清洗消毒的最低温度应达到 90℃，维持消毒时间为 5 分钟，重度污染为 10 分钟，并记录 A_0 值。

5. 清洗消毒后注意手卫生的消毒，然后放入干燥柜中完全干燥再进行检查，检查简易呼吸气囊、氧气湿化瓶外观是否清洁、透明、无污渍、无水渍、无裂缝，滤芯无锈渍，独立纸塑包装，包装时保证配套，简易呼吸气囊分科室放置，注明消毒日期，根据需要备周转基数。

6. 清洗消毒效果的监测由医院感染科每 3 个月监测 1 次，并将报告存档备用。

（三）操作流程

简易呼吸气囊、氧气湿化瓶清洗消毒流程见图 7-3。

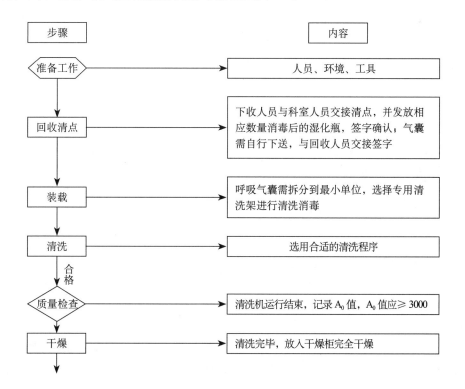

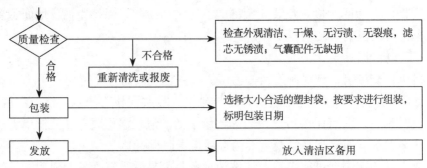

图 7-3 简易呼吸气囊、氧气湿化瓶清洗消毒流程

（四）操作步骤

1. 人员：做好个人防护，戴口罩、帽子、鞋套，穿防护服，必要时戴护目镜；环境：宽敞明亮整洁；工具：清洗机、清洗池、清洗架、操作台、多酶清洗剂。

2. 下收人员到科室与病区人员共同清点湿化瓶数量，并发放相应数量的消毒后的湿化瓶，在交接单上签名确认；复用的简易呼吸气囊需科室自行下送，与回收人员交接清点，检查配件有无缺损，登记签名。

3. 湿化瓶和滤芯应分筐放置，简易呼吸气囊需拆分到最小单位，选择专用消毒架清洗，上机后应选择合适的程序进行清洗消毒，一般消毒最低温度应达到 90℃，维持消毒时间一般污染为 5 分钟，重度污染为 10 分钟。

4. 清洗机运行结束，记录 A_0 值，A_0 值应 ≥ 3000，清洗完毕，经过手消毒后将湿化瓶和简易呼吸气囊放入干燥柜内烘干，干燥柜温度为 70℃，10 分钟。

完全干燥后，检查湿化瓶外观清洁、透明、无污渍、无裂痕，滤芯无锈渍，每套包括一个湿化瓶和一个滤芯，用塑封袋封装备用，注明封装日期，进入清洁区备用；简易呼吸气囊应检查配件有无缺损，按要求进行组装，选择大小合适的塑封袋进行密封，标明封装日期，发放到相关科室。

四、床单位消毒

病床消毒供应中心是将患者常规使用、出院或病故的病床进行集中的清洗消毒、配送的场所。解决了病床及床上用品使用后进行彻底清洗消毒的问题，而且有效地控制在病房内铺床、套被所产生的尘埃对空气的污染，达到有效预防医院内感染的目的，为每位患者提供洁净、安全、舒适的床单位。

（一）岗位职责

1. 负责对使用后的病床及床上用品进行集中清洗、消毒处理，为病区提供清洁的床单位。

2. 负责及时将消毒后病床送到所申请病区，将使用后的病床推回病床消毒中心去污区。

3. 负责对使用后的床单位进行分类处理，将被套、床单、枕套放置污物袋中由洗衣房回收处理，将床垫、棉絮、褥子、枕头装入压力蒸汽消毒柜消毒处理；病床推入清洗消毒器进行清洗消毒。

4. 负责接收清洁被服并检查，对不合格的被服及时返洗或修补，不能修补者报废。

5. 负责病床的清洗消毒后配套整理。

（二）工作标准

1. 病床消毒供应中心应配备所负责处理病床总数 10% 基数的周转床及床上用品。

2. 死亡患者、传染病患者及特殊感染病患者使用后的病床做到一用一消毒；一般患者使用的病床每 3 个月清洗消毒 1 次，由病床消毒中心提供消毒标识，使用病区按时通知病床消毒供应中心。

3. 病区护士在网上申请换床，注明申请病区、床号、申请时间、更换方式，并用呼叫系统明示。病床消毒供应中心接到申请后 30 分钟内将备用床经专用电梯送到所申请病区。

4. 清洗消毒后床架的外观干净，无污渍，无血迹，无异物。

5. 消毒后的床垫及床上用品应干净，无污渍，无血渍。

6. 清洗消毒后的床单位按规定进行整理，在下送病房前注明失效时间，失效期为 3 个月。

7. 每季度对床架、床垫、床上用品做生物监测，每次分别做 3 ～ 5 个部件，细菌数 ≤ 20cfu/cm^2 为合格。

（三）操作流程

床单位清洗消毒操作流程见图 7-4。

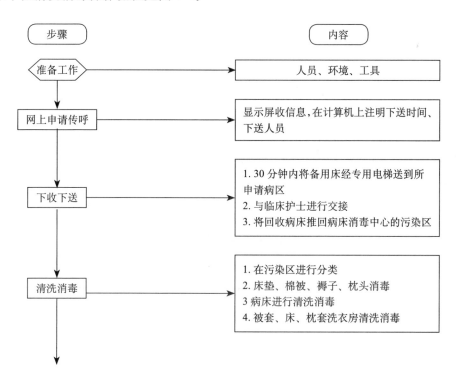

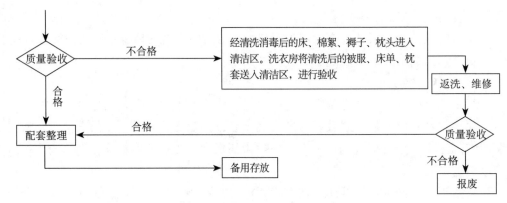

图 7-4　床单位清洗消毒操作流程

（四）操作步骤

1. **人员**　做好防护，戴帽子、手套、口罩，穿防护服；环境：宽敞整洁；工具：床清洗消毒器，床垫消毒器，床垫转运架。

2. **病床申请**　临床护士在网上申请更换病床并有呼叫提示，应有申请时间、病区、床号、更换方式等相关信息。

3. **下送下收**　病床消毒中心在显示屏上收到信息后，在计算机上注明下送时间、下送人员。下送人员从清洁区推备用清洁床，经专用的清洁电梯将病床送到所申请病区，与临床护士进行交接，验收污染床及床上物品后罩上防护罩推出病房，再将清洁的备用床推进病房内并固定。请临床护士验收病床及床上用品、签名及时间。然后将回收的病床推入污染电梯送到病床消毒中心的污染区。

4. **清洗消毒**　在污染区进行分类。将被套、床单、枕套与棉絮、褥子、枕头分离开。将床垫、棉被、褥子、枕头装入压力消毒柜，经 105℃持续 5 分钟消毒处理后，病床推进清洗消毒器经 12 分钟处理。被套、床单、枕套由洗衣房收回清洗消毒。

5. **验收配套**　经清洗消毒后的床、棉絮、褥子、枕头进入清洁区。洗衣房将清洗后的被服、床单、枕套送入清洁区，在清洁区进行验收，验收合格进行配套整理，铺成备用床。不合格的被服返回洗衣班维修，不合格的病床及时通知器械修理所进行维修。

6. **备用存放**　每天将回收的病床及时进行清洗消毒、验收配套，整理好后，存放在清洁区内备用。

五、呼吸机模肺管理

（一）管理制度

1. 医院使用的模肺属于中度危险性物品，使用后采用中水平或高水平消毒法清洗消毒。

2. 严格执行手卫生并按规定戴丁腈手套，做好标准预防，防止清洗消毒后的模肺污染。

3. 模肺由科室下送人员到各监护室下收下送，与病区人员当面清点交接，双方确认签字。

4. 如有特殊感染的模肺应装在双层黄色垃圾袋中封口，注明传染病名称。

5. 模肺清洗消毒前将部件拆卸到最小单位，按正确方法放置在清洗架上，选用专用程序进行清洗消毒，清洗消毒后的模肺应放入烘干机中充分烘干，干燥后进行检查，保证干燥、无污物、无破损。

6. 将清洗消毒后检查合格的模肺组装成套装入纸塑袋中，包装上注明科室和消毒日期。

7. 模肺的配置基数由各监护室自行向器械处申请，消毒供应室不配备周转基数。

8. 模肺清洗消毒效果的监测由医院感染科每 3 个月监测 1 次，并将报告存档备查。

（二）岗位职责

1. 负责全院模肺的回收、清洗消毒、干燥、检查、包装及下收下送工作。

2. 掌握工作流程和操作步骤，具有较强的人际沟通能力和协调能力，能与相关科室进行有效的沟通。

3. 掌握模肺的结构，清洗前需将部件拆分到功能位的最小单位。

4. 掌握模肺的清洗消毒程序、干燥温度、检查要点及包装方式。

5. 掌握复用模肺和质量较次模肺的区分，质量较次模肺清洗时易破损，需加强检查，及时与科室联系。

6. 配合感染科每 3 个月对清洗消毒后的模肺进行清洗效果监测。

7. 负责督促去污区、清洁区的卫生清洁工作，保持桌面、地面卫生及下收下送车、转运筐的清洁消毒工作。

（三）工作标准

1. 严格执行交接班、查对制度及去污区、清洁区的管理制度。

2. 模肺回收时与科室人员共同核对清点，检查数量及质量，如有问题及时沟通，清点完毕后登记，等消毒后送回科室，再由科室人员签字确认。

3. 选择专用的清洗架进行装载，清洗消毒前将模肺拆分到功能位的最小单位，仔细检查有无血渍、污渍，如有污染物应先放入多酶清洗剂内浸泡 10 分钟后去除污染物再进入清洗机中清洗消毒。

4. 选择正确的程序进行清洗消毒，清洗消毒的最低温度应达到 90℃，维持消毒时间为 5 分钟，重度污染为 10 分钟，并记录 A_0 值。

5. 清洗消毒后严格执行手卫生并按规定戴丁腈手套，放入干燥柜中完全干燥后再进行检查，检查模肺外观是否清洁、透明、无污渍、无水渍、无裂缝，按要求进行组装，采用独立纸塑包装，包装时保证配套，分科室放置，包装上注明科室和消毒日期。

6. 清洗消毒效果的监测由医院感染科每 3 个月监测 1 次，并将报告存档备用。

（四）操作流程

模肺清洗消毒流程见图 7-5。

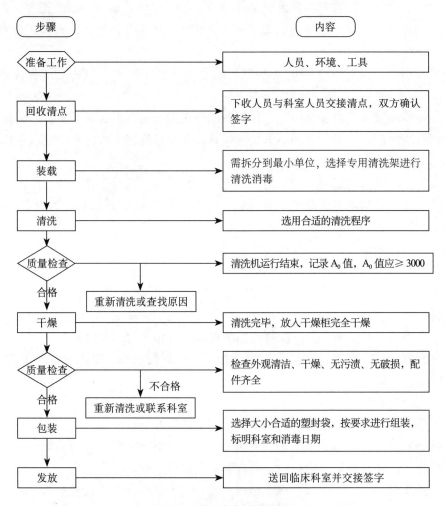

图 7-5　模肺清洗消毒流程

（五）操作步骤

1. 人员：做好个人防护，戴口罩、帽子、鞋套，穿防护服，必要时戴护目镜；环境：宽敞明亮整洁；工具：清洗机、清洗池、清洗架、操作台、多酶清洗剂。

2. 下收人员到科室与病区人员共同清点，检查配件是否齐全，有无缺损，登记签名。

3. 模肺需拆分到最小单位，选择专用消毒架清洗，上机后应选择合适的程序进行清洗消毒，一般消毒最低温度应达到 90℃，维持消毒时间一般污染为 5 分钟，重度污染为 10 分钟。

4. 清洗机运行结束，记录 A_0 值，A_0 值应 ≥ 3000，清洗完毕，经过手消毒后戴丁腈手套将模肺放入干燥柜内烘干，干燥柜温度为 70℃，10 分钟。

5. 完全干燥后，检查外观清洁、透明、无污渍、无破损，检查配件是否齐全，有无缺损，按要求进行组装，选择大小合适的塑封袋进行密封，标明科室和消毒日期，发放到相关科室并签字确认。

六、设备与监测

消毒类物品的清洗消毒设备包括全自动清洗机、床单位消毒器、床架清洗消毒机等，以下依次为各项设备的操作步骤、注意事项及质量监测。

（一）全自动清洗机

1. 全自动清洗机操作步骤　见图 7-6。

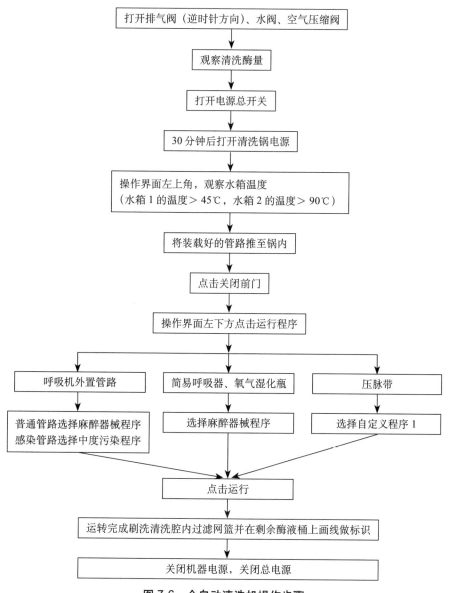

图 7-6　全自动清洗机操作步骤

2. 监测

(1) 每锅次按规定记录 A_0 值，A_0 值应 ≥ 3000。

(2) 按规定每月对清洗机的每层进行清洗效果监测。

(3) 清洗消毒器运行记录需存档半年。

(4) 每季度由感染科对清洗消毒后的呼吸机外置回路、氧气湿化瓶随机抽检，并将报告存档备查。

（二）床架清洗消毒机操作步骤

1. 床架清洗消毒机操作步骤　见图 7-7。

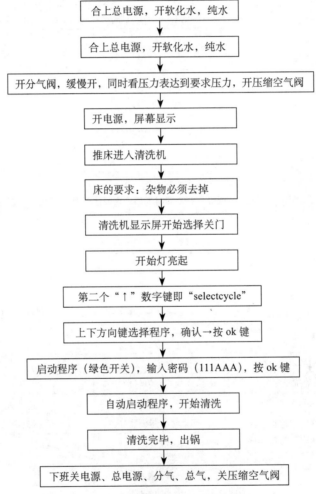

图 7-7　床架清洗消毒机操作步骤

2. 注意事项

(1) 运行中出现故障时

①故障消除键→按红色"×"消除报警（不行在按）。

②启动键→出现输入密码"111AA"→ok→按开门→红灯熄灭→屏幕正常→开启新程序。

③ "P1、P2、P3、P4、P5、P6" 等待故障处理。

（2）设备没运行时出现故障时

①灯亮起，并伴有声音。

②看故障信息，并记下信息。

③按消除键消除报警。

④电话通知工程师。

3. 监测

（1）每季度对床架、床垫、床上用品做生物监测，每次分别做 3 ～ 5 个部件，细菌数 ≤ 20cfu/cm^2 为合格。

（2）清洗消毒后的床单位按规定进行整理，在下送病房前注明失效时间，失效期为 3 个月。

（三）床单位消毒器

1. 床单位消毒器操作步骤　见图 7-8。

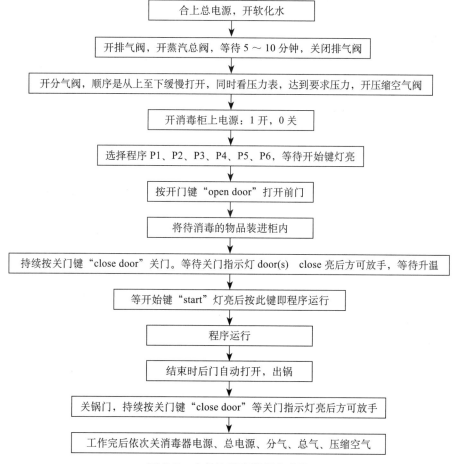

图 7-8　床单位消毒器操作步骤

2. 注意事项

（1）不用时前后门都应关闭。

（2）门锁钥匙只管后门，把钥匙插在锁上，正常情况下钥匙在 0 方向。

（3）只要报警，必须开前门（前门直接按显示屏开门）。

（4）当屏幕出现"EMERG SHUT DOWN（紧急关闭）"即是急停锁的问题，应拧锁复位，按复位键"△"处理。

（5）关门时门锁的灯不亮，要看是否是压力的问题。门封压力：2.5 ～ 3Bar。

（6）压力要求：冷凝水 3 ～ 6Bar，压缩空气 6 ～ 8Bar，蒸汽总压力 0.4kg，夹层压力 0.5Bar，柜内压力 0.5Bar，门封压力 2.5 ～ 3Bar。

（7）每日消毒开门前检查各种压力表是否达到要求，再装锅。

第三节　高压蒸汽灭菌技术

压力蒸汽灭菌法是将蒸汽输入到专用灭菌器内处于很高的压力之下，使蒸汽穿透力增强、温度提高达到快速杀菌效果。到目前为止，尚无任何一种灭菌方法能完全代替压力蒸汽灭菌法。

一、灭菌原理

压力蒸汽灭菌的基本要素是作用时间、作用温度及饱和蒸汽三大要素。饱和蒸汽必须满足干燥（含湿气＜ 10%）和纯净（含冷空气＜ 5%）。压力蒸汽之所以有强大的灭菌作用，主要是蒸汽处于一定压力之下，升高蒸汽温度和冷凝水体积缩小 1870 倍，迅速穿透物品内部；另外蒸汽冷凝成水时能释放潜伏热，常压下把 1g 水从 0℃ 加热到 100℃ 需消耗 418.4J 热能，而再把 1g100℃ 水继续加热成蒸汽则需要消耗 2259.4J 热能，这种温度计测不出的热能称为潜伏热。这种潜伏热在蒸汽接触冷的物体冷凝成水时就释放热量给物体，使物体温度迅速增高。

二、特　　点

压力蒸汽灭菌主要特点是杀菌谱广、杀菌作用强、灭菌效果可靠、热穿透力强、温度高、作用迅速、处理后随即进行干燥、无任何残余毒性，适用于包括液体在内的各种不怕热物品的灭菌，但只能处理不畏湿热物品，需要专门设备，不易穿透油剂、粉剂。

三、设备分类

压力蒸汽灭菌设备根据其冷空气排除方法不同分为下排气式压力蒸汽灭菌器、预真空（含脉动真空）式蒸汽灭菌器及正压排气灭菌器等不同类型。预真空（含脉动真空）式包括普通型和快速型。

四、操作前准备

1. **物品清洗与干燥**　凡需压力蒸汽灭菌的医疗用品必须进行清洗处理。目的是除污染、除脏物、除热源。污染严重的物品应先消毒达到安全无害再进行清洗，清洗后的物品应进行充分干燥。

2. **物品分类与包装**　清洗后的物品先进行检查、分类，再按要求进行包装。常用的包装材料有棉布、无纺布、皱纹纸、纸塑包装袋、硬质容器等，根据物品选择合适的包装材料。

3. **物品的摆放与装量**　同类物品摆放在一起，灭菌包竖放。包的上下左右应留有空间，容器通风孔打开并置上下方向；布类物品放上层，金属及其他物品放下层；大包在上，小包在下；物品勿接触灭菌器内壁；物品装量应控制在灭菌器容积的90%，不宜装载过满。

4. **夹层预热**　蒸汽进入夹层达到规定压力，冷空气自动排出，同时将柜室四壁预热，防止蒸汽进入内层形成冷凝水。

5. **排除冷凝水**　蒸汽进入灭菌柜室内，逐渐可将柜内冷空气和冷凝水排出。

五、操 作 方 法

1. 检查水、电是否通畅。

2. 打开阀门进行排气，排除残留的冷凝水。

3. 检查密封圈及前封板和门板有无杂质和损坏，清洁空气过滤器。

4. 做 B-D 测试，合格后准备消毒灭菌。

5. 设备提示"启动"时，打开密封门，按装载要求摆放好待灭菌的包。

6. 关闭密封门，选择程序，启动运行程序（go）。

7. 灭菌过程中，操作人员应随时监测，如有异常，应及时处理。

8. 灭菌结束后，待室内压力回零后方可开门。戴防护手套，取出物品。有孔器皿灭菌结束后要关闭气孔。

9. 做好灭菌过程监测、记录、存档。

10. 灭菌工作完成后，关闭电源，清洁环境。

六、灭 菌 参 数

压力蒸汽灭菌器灭菌参数，见表 7-1。

表 7-1　压力蒸汽灭菌器灭菌参数

设备类别	物品类别	温度（℃）	时间（分钟）	压力（kg/cm²）
下排气式	敷料	121	30	1.05
	器械	121	20	1.05
预真空式	器械、敷料	132～134	4	2.1

七、效 果 监 测

压力蒸汽灭菌效果受诸多因素的影响,如设备的质量和故障、蒸汽质量、残留冷空气、物品包装或摆放不当等都会造成灭菌失败。加强对消毒效果监测是确保灭菌质量的可靠手段。压力蒸汽灭菌柜的监测现在已有了一套科学有效的方法。

1.工艺监测 压力蒸汽灭菌工艺监测包括消毒设备故障检查,确保灭菌温度、灭菌时间和蒸汽质量不出问题,灭菌物品处理必须正确。工艺监测可显示灭菌器是否正常运转,可直观灭菌运行情况,及时发现问题,但是不能监测每个灭菌物品是否真正达到灭菌,故不能代替其他监测方法。

2.化学监测 化学监测法用于日常灭菌效果监测,是利用某些热敏化学物质与其他辅料配制成印墨,经过特殊工艺印制在特定的纸上而成。在规定的饱和蒸汽温度下,作用到预定时间,将印迹颜色变化与标准色比较,判定是否达到灭菌基本要求,间接指示灭菌效果。使用过程中应专卡专用,防止受潮,正确判定结果。

3.生物监测 利用热抗力强的细菌芽孢制成生物指示剂,经压力灭菌处理后,再检验芽孢存活情况以判断灭菌效果,用作蒸汽灭菌效果的监测。生物指示剂所用细菌芽孢为嗜热脂肪杆菌(ATCC7953 或 SSIK31)芽孢,每个菌片含细菌芽孢数为 $5 \times (10^5 \sim 10^6)$ cfu/片,D121 值为 1.3 ~ 1.9 分钟。按国家标准和消毒技术规范的规定进行监测,做到按期、按规定的样本量进行,并设阳性对照,正确进行结果判定,每次监测结果都应记录在案备查,所有监测器材应具有国家级有效的批准文号,以保证其质量符合相关标准。

4.高压蒸汽灭菌效果监测 每个月随机抽取 3 个气管切开包,送至医院感染管理与疾病控制科进行微生物学监测,并出具检测报告,备案保存。

八、注 意 事 项

1.冷空气的排除要彻底 压力蒸汽灭菌器内存在冷空气不仅影响蒸汽的穿透性,亦影响升温,即使蒸汽压力达到要求,温度也升不到预定值。

2.物品包装要正确 压力蒸汽灭菌包大小合适,一般以 30cm×30cm×40cm 为宜,预真空压力蒸汽灭菌器内灭菌包最大为 30cm×30cm×50cm。灭菌物品的包装材料基本要求是具有良好的透气性,并可防止各种微生物的进入。

3.灭菌包摆放合理 灭菌器内冷空气能否顺利排出和蒸汽顺利穿透与灭菌包的摆放密切相关。灭菌包应分层放置,一律竖放,包与包之间留有一点空隙,最好将灭菌包放在铁丝筐内,金属类物品包应放在下层,金属盆、盘、碗等应处于竖立的位置,玻璃瓶、管等应将开口向下或侧放,储槽、带孔的金属盒应将侧孔打开,使侧孔处于上下位置。

4.防止敷料包引起超热蒸汽 压力蒸汽在一定压力下,其温度比较恒定。若温度超过相应压力下温度值的 2℃即为超热蒸汽。超热空气同干热空气一样不能冷凝、不能释放潜伏热、穿透力差、灭菌效果也差,所以对灭菌不利。

5.防止蒸汽不饱和 正常的饱和蒸汽含湿量不超过 10%,含空气不超过 5%。若蒸汽中含水雾过高或掺入冷空气，会使蒸汽达不到饱和，从而影响灭菌效果。

6. 严格执行操作规范　关好柜门，检查安全阀后再通蒸汽；开或关蒸汽控制阀的动作要轻，防止损坏；要经常清洗排气口，防止排气不畅；定期检修设备，按规定进行效果监测；操作人员要进行岗前培训，持证上岗。

第四节　低温等离子灭菌技术

一、物理性质

随着温度的升高，物质由固态变成液态，进而变成气态，当继续向气体施加能量时，分子中原子获得足够的能量，开始分离成自由电子，形成一种新的物态体系，即等离子体。等离子体（电浆）是低密度的电离子体云，是在物质固态、液态、气态的基础上，提出的物质第四态。等离子体是近年来出现的一种新的物理灭菌技术。

二、灭菌原理

1. 电子云成分的作用　氧化性气体等离子成分中含有大量活性氧、自由基团等活性物质，这些自由基团极易与微生物体内蛋白质和核酸物质发生反应导致微生物死亡。

2. 紫外线的作用　等离子体激发形成过程中，由于辉光放电，可放出大量紫外线，低温等离子体也能产生紫外线。这种高能紫外光子（3.3～3.6V）可被微生物的核酸所吸收引起核酸破坏从而导致微生物死亡。

三、适用范围

低温等离子灭菌主要用于怕热医疗器材的消毒灭菌。

1. 内镜灭菌　低温等离子灭菌技术在 45～75 分钟，实现对怕热的内镜达到灭菌要求。

2. 不耐热器材灭菌　某些直接进入人体内的高分子材料对消毒方法要求极高，不能耐受高温灭菌。如心脏外科材料、一些人工器官及某些需植入到体内的医疗用品。

3. 其他　各种金属器械、玻璃器械和陶瓷制品等的灭菌。

四、灭菌周期

灭菌周期由两个阶段组成：第一灭菌期和第二灭菌期。

1. 第一灭菌期

1 次注射：过氧化氢从汽化器传送到药盒。

1 次汽化降压：舱室内和汽化器 / 冷凝器内压力降低。

1 次舱室降压：从过氧化氢溶液中除去水分，将浓过氧化氢溶液留在冷凝器中。

1 次传送：浓过氧化氢溶液传送到舱室，在舱室里渗入器械。

1 次扩散：过氧化氢通过装载物的包装传至器械表面并进入器械管腔。

1 次等离子降压 / 第 1 次等离子：等离子功率施加至电极屏和等离子发生。

1 次通风：舱室通风卸压至大气压。

2. *第二次灭菌期* 重复第一灭菌期各步骤。

五、操作方法

设备开始使用后请勿随便关闭电源。若重新开机，应提早打开，设备会有 90 分钟预热时间。具体操作，见图 7-9。

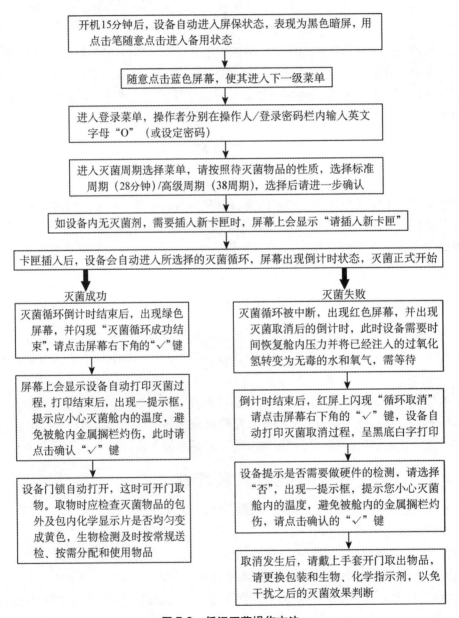

图 7-9 低温灭菌操作方法

六、效 果 监 测

低温等离子体消毒效果监测目前尚未列入《消毒技术规范》，相关标准尚未出台，其监测内容和方法主要依据生产企业提出的企业标准。

1. 工艺监测

（1）设备检查：按照使用说明书提出的注意事项认真检查消毒设备各部件是否处在正常状态，检查设备运行程序设置，保持其正常运行。

（2）灭菌物品检查：低温等离子体灭菌包装目前是由生产企业提供的硅树脂包装盒，有专用包装材料，不得使用替代品。检查灭菌器械干燥情况，特别是器械管腔及缝隙内不得存留任何水分。灭菌物品必须平放在架子上，灭菌物品要同时有混合材质，不能只放金属类器械，灭菌袋的透明面在同一方向，物品之间留适当空隙。

2. 化学监测

（1）指示器材：过氧化氢低温等离子体灭菌专用化学指示剂为指示胶带和指示卡，其色带和色块印墨能与过氧化氢气体反映变色，指示过氧化氢气体浓度，并不能直接反映消毒效果。

（2）监测方法：化学指示卡放入灭菌包内，指示胶带贴于包外，灭菌处理后，指示色块由紫红色变为黄色即指示过氧化氢气体浓度合格。

3. 生物监测

（1）生物指示剂：生物监测指示剂为嗜热脂肪杆菌（ATCC7953）芽孢菌片。

（2）监测方法：灭菌前，将生物指示剂放入灭菌包内中心位置，经过正常灭菌周期后，马上从灭菌器中取出生物指示剂，检查化学显示物的变色情况，由紫红色变成金黄色或者青铜色，顶盖完全下压，直到紧扣内瓶，用碎管夹用力挤压生物指示剂，直到培养基内瓶破碎，将生物指示剂放入 55 ～ 60℃的生物培养箱中培养。同时使用一支生物指示剂作为阳性对照，记录 24 小时和 48 小时的观察结果。

（3）结果判定：经培养后，若灭菌后的生物指示剂保持紫色不变，且阳性对照由紫色变为黄色，则判定灭菌合格；都变为黄色则表示灭菌不合格；若阳性对照仍为紫色，则为监测失败。最后一次观察后，马上丢弃所有的生物指示剂。在丢弃生物指示剂之前，为去除污染，所有阳性结果和阳性对照生物指示剂应经灭菌后方可丢弃，以达到无害化处理。

七、影 响 因 素

影响低温等离子灭菌效果的因素主要如下。

1. 温度　保持 50 ～ 55℃的温度，有助于等离子体活性。

2. 负压值　负压值控制在 0.5 ～ 0.7torr，有利于等离子体气体穿透性，确保灭菌包内物品的灭菌效果。

3. 有机物　各种有机物都有可能阻挡等离子体与物品的接触，所有灭菌器械必须保持清洁。

4. 干燥　灭菌环境必须干燥，否则会中断灭菌过程。

5. 包装　采用专用低温灭菌包装材料，目前尚不能用普通包装材料。

八、注意事项

使用等离子体灭菌技术必须注意以下几点。

1. 灭菌物品必须清洁干燥，带有水分湿气的物品易造成灭菌失败。

2. 能吸收水分和气体的物品不可用等离子体进行灭菌，因其可吸收灭菌腔内的气体或药物，影响等离子体质量，如纸类、海绵、棉布、油类、粉剂等。

3. 带有 < 1mm 细孔的长管道或死角器械消毒效果难以保证，主要是等离子体穿透不到管腔内从而影响消毒效果，器械长度 > 400mm 亦不能用 Sterrad 系列灭菌器处理，因为灭菌器腔内容积有限。

4. 灭菌物品必须用专门包装材料和容器包装。

第五节　环氧乙烷灭菌

一、物理性质

环氧乙烷又称为氧化乙烯或氧丙烷，属于杂环类化合物，其分子式为 C_2H_4O，低温下为无色透明液体，4℃时密度为 0.89，沸点为 10.8℃，常温下为无色带有醚刺激性气味的气体，气体的蒸汽压高，30℃时可达 141kPa，这种高蒸汽压决定了环氧乙烷熏蒸消毒时穿透力较强。由于环氧乙烷穿透力强、扩散性好，可穿透牛皮纸、聚酯薄膜、聚乙烯和聚氯乙烯薄膜等包装材料，有利于灭菌和物品的保存。

二、灭菌原理

环氧乙烷气体通过对蛋白质上的羧基（-OOH）、氨基（-NH_3）、羟基（-OH）等发生反应，使微生物（包括细菌芽孢）失去新陈代谢所需的基本反应基，致使微生物死亡。环氧乙烷对微生物的杀灭能力强，杀菌谱广，可以有效杀灭各种微生物并且是良好的杀虫剂。微生物对环氧乙烷的抗力由强到弱依次为细菌芽孢、结核杆菌、细菌繁殖体、病毒、真菌，但抗力悬殊不像其他消毒剂那么大，细菌芽孢与细菌繁殖体之间只差 2 ~ 5 倍。

三、灭菌周期

环氧乙烷灭菌器的特定周期大多是由以下阶段组成，准备阶段（预热、预真空、预湿）、灭菌阶段（刺破气罐、灭菌、排气）、通气阶段及灭菌过程完成、通气。

四、操作方法

（一）准备

1. 检查下水箱是否已充满水。

2. 检查电源选择是否已置于手动位置。

3.检查电源或蒸汽阀、循环泵、真空泵、加药阀、放空阀是否置于关的位置。

（二）装箱

1.开总电源。

2.开气泵，气泵压力确认是否设置为 - 0 ～ 50kPa，并在此后灭菌过程中始终维持在此范围内。

3.开门。

4.检查门封条是否完好，并给门封条上机油。

5.装箱（注意：灭菌物品与柜体之间应保留 10 ～ 25cm 间隙）。

6.关门后再打开开门封充气阀。

（三）加热

1.开电热，再开循环泵。

2.当灭菌室温度达到灭菌规定温度时（胶柄、木柄 40 ～ 45℃），先把电热开关关掉，再把循环泵关掉。

（四）灭菌室抽真空

1.检查灭菌柜内温度是否确实达到灭菌的温度。

2.确认压力值设定范围（ - 60 ～ +55kPa）。

3.开真空泵和真空阀。

4.监视压力表，当灭菌室压力达到预真空压力时，关真空阀再关真空泵。

（五）加湿

当箱体内湿度低于 30% 时，就先加湿。

（六）加消毒气（每次 20 ～ 30 分钟）

1.确定加药量。

2.抽真空后，温度达到指定范围内，再打开气体钢瓶阀。

3.开加药阀（加药时应缓慢加入，以每次 20 ～ 30 分钟为准，确保灭菌气体完全汽化）。

4.当消毒气加入压力会逐渐增加到 50 ～ 55kPa 时，先关闭加药阀再关闭钢瓶阀。

（七）保温（灭菌）

1.确认水箱温度、箱体温度、压力、湿度等显示值都在规定范围内，再开始设定灭菌时间，再打开记录仪开定时钟。

2.将控制盘上的手动挡位开到自动挡位，确保当灭菌室温度低于灭菌温度时，系统自动打开循环泵直到达到灭菌温度。

（八）换气（清洗）

1.当灭菌完毕报警时，说明灭菌时间到。

2.先开真空泵再开真空阀。

3.监视压力表，当灭菌室压力达到规定真空度时，先关真空阀再关真空泵。

4.开放空阀，确认压力表数值回到 0。

5.关闭放空阀。

6.换气每次 10 ～ 15 分钟：按照上述 1 ～ 5 的步骤循环抽空，共循环 3 次。

7. 监视压力表，当压力表为 0 时，开真空泵和真空阀，经 10～15 分钟后，关真空阀、真空泵和放空阀。

（九）出箱

1. 检查灭菌压力是否确实为 0。
2. 先检查关闭门封充气阀和真空阀再打开门封的放气阀，再开真空泵。
3. 真空泵工作 5 秒后，将门封吸入阀开、关 1 次。
4. 关真空泵和吸入阀。
5. 开门。
6. 出箱。

五、效果监测

1. **工艺监测** ①检查消毒设备各个硬件部分是否正常；②检查灭菌物品包装是否合格；③监测各项灭菌参数（用药量、温度、湿度和作用时间）是否达标。

2. **化学监测** 常用环氧乙烷灭菌化学指示卡作为日常消毒效果监测。在每个灭菌包内放置化学指示卡，待灭菌后使用时打开包装查看化学指示卡变色是否达标，以间接判断灭菌是否合格。

3. **生物监测** 使用国际标准菌株，即枯草杆菌黑色变种（ATCC9372）芽孢制作环氧乙烷灭菌生物指示菌片，配以特殊恢复培养液，用以监测环氧乙烷消毒效果。使用时将菌片一式两份，布放在代表性部位，灭菌后在无菌条件下将菌片放于恢复培养液内，培养 48 小时观察结果。若所有菌片全部无菌生长且阳性对照生长正常则可判定灭菌合格。

六、适用范围

环氧乙烷不损害灭菌的物品且穿透力很强，故多数不宜用一般方法灭菌的物品均可用环氧乙烷消毒和灭菌，如电子仪器、光学仪器、医疗器械、书籍、文件、皮毛、棉、化纤、塑料制品、木制品、陶瓷及金属制品、内镜、透析器和一次性诊疗用品等。环氧乙烷是目前最主要的低温灭菌方法之一。

七、影响因素

环氧乙烷消毒效果主要受浓度、作用温度、相对湿度和作用时间等因素的影响。除此之外，有机物保护和物品性质对环氧乙烷消毒效果亦有影响。

1. **温度** 环氧乙烷用量在 440mg/L，相对湿度恒定不变的条件下，作用温度为 5℃，对菌片上枯草杆菌黑色变种芽孢杀灭 90% 需要 5 小时，温度增加到 37℃则只需 12 分钟；如果将温度由 40℃增加到 55℃，杀菌效果几乎没有增加。

2. **相对湿度** 主要指灭菌室内相对湿度、微生物本身干燥度和灭菌物品的含湿量。一般情况下，相对湿度在 60%～80% 比较常用。

3. **浓度** 用药量增效规律亦局限在一定范围内并且受温度制约，如在 10～40℃，当温度恒定在某一温度点，浓度增加 1 倍，杀菌作用时间缩短 1 倍，但当温度在 40℃以上时则增效不明显。

4. 作用时间　消毒剂作用时间影响规律是在其他作用因子不变的情况下,随着作用时间的延长,杀菌效果增加。

5. 其他影响因素　大量脓血会影响环氧乙烷的穿透,所以环氧乙烷灭菌的物品必须保持清洁干燥。

八、注意事项

1. 禁止烟火　使用和存放环氧乙烷的环境应远离火源,不可有明火,禁止吸烟,阴凉通风。

2. 投药速度合适　使用安瓿瓶给药时应用布包好轻轻敲碎,不要猛敲,均匀投入,不要过猛。

3. 防止泄漏　环氧乙烷灭菌柜或塑料袋切记要关闭扎紧,不能有漏气。检查漏气可用 1% 酚酞的饱和硫代硫酸钠溶液浸湿试纸贴于可能漏气处,若有漏气则试纸条变红色。

4. 安全区排放残气　灭菌结束时打开灭菌器门之前应先关闭电灯,打开窗户,塑料袋打开时应将残气顺风排到户外。

第六节　常用包装材料

包装技术是无菌物品处理流程中不可缺少的重要环节,包装材料的选择是影响包装灭菌质量的因素之一,作为无菌包装材料必须满足包装工艺、消毒工艺及手术室使用等多方面的要求。随着科学技术的不断进步,包装材料由单一性演变为多样性。医院消毒供应中心不能只选择单一的包装材料,需根据不同产品的特点,找到实效性与经济性完美结合的产品,正确选择包装材料,在保证灭菌质量的同时,节约医疗成本,减轻工作负担,提高工作效率。

一、基本要求

常用包装材料的基本要求主要包括以下两个方面:①阻菌性能,即阻止细菌通过的能力,防止灭菌包被重新污染。②灭菌的适应性,需要能够达到灭菌的要求;安全性、包装材质柔软度等。

二、分　　类

目前使用的包装材料大致分为 5 类,即纯棉包布、医用皱纹纸、纸塑包装袋、无纺布和硬质容器等。

1. 纯棉包布　纯棉包布指每平方英尺(约 0.09m²)140 支的天然棉布,是最传统、最简单的医用包装材料,具有柔韧性好、利于穿透等特点。纯棉包布除了符合 GB/T19633 外,还应符合以下要求:为非漂白织物;包布除了四边不应有缝线,不应缝补;初次使用前应高温洗涤,脱脂去浆、去色;应有使用次数的记录。

全棉布结构疏松，不属于有效的阻菌屏障。存在以下缺陷：微生物屏障作用差、无防水性，无论在湿性条件下还是干性条件下均能渗透微生物，小的孔洞难以被肉眼发现。棉布长期使用过程中，易形成棉絮微粒，若悬浮于空气中，对室内环境造成污染；若吸入肺内，会影响工作人员的健康；若黏附于器械上，易对患者造成危害等。

中华人民共和国卫生部最新行业标准 WS310.2—2016 规定：环境的温度、湿度达到 WS310.1 的规定时，使用纺织品材料包装的无菌物品有效期 14 天；未达到环境标准时，有效期 7 天。

2. 医用皱纹纸 医用皱纹纸是一种具有特殊多孔排列结构，可以使蒸汽等介质弯曲地渗透到包内，将细菌等微生物有效隔绝的新型包装材料。皱纹纸基本可分为 3 个级别：① 100% 木浆纤维，通常手感比较硬；② 100% 木浆纤维加合成黏合剂，皱化工艺较好，手感柔软；③ 100% 木浆纤维加合成黏合剂，再加特殊合成纤维，手感与棉布相似，具有抗乙醇功能。各级别的医用皱纹纸均可以用于手术器械和一般物品的包装。其性能按照生物标准必须具有一定的重量、孔径、抗张强度、湿抗张强度、伸长率、撕裂度、耐破度、湿耐破度、挺度、透气度及 pH 等。医用皱纹纸具有良好的生物屏障作用，阻燃、无静电、无毒、穿透力好，保存时间长，包装过程中不会像棉布一样造成环境的污染，且经济实用。

据文献报道，根据储存环境及温、湿度的不同，使用医用皱纹纸包装的灭菌物品其储存期基本在 30 ～ 210 天。

皱纹纸与其他类的包装材料相比，其物理耐受力较差，容易撕裂和刺穿，不适用于较大材料的包装。此外，它只适用于预真空蒸汽灭菌法、环氧乙烷灭菌法，不适用于下排气式蒸汽灭菌。

3. 无纺布 无纺布又称不织布、非织造布。一次性无纺布类包括普通医疗用途的无纺布和医用无纺包装材料两大类。普通医疗用途的无纺布品种比较多见，如纺粘布、水刺布、熔喷无纺布、浸渍布以及 SMS、SMMSS、浸渍布覆膜等一些复合材料。医用无纺包装材料可用于院内中大型手术包的包装，是由定向的或随机的纺织纤维和（或）无纺纤维联结构成的。医用无纺布由聚丙烯制造，应用了 SMS 分层设计，通过纺粘 / 熔喷 / 纺粘（S/M/S）的复合过程而形成。"纺粘"形成强度，"熔喷"形成高效微生物过滤屏障，通过摩擦、抱合和粘合等方式相互结合而制成的。无纺布具有阻燃、无静电、无毒性、无刺激性等特点，且不会产生棉尘引起空气污染；疏水性好，不易引起湿包，适合很多灭菌过程，如压力蒸汽灭菌、过氧化氢等离子灭菌、环氧乙烷灭菌。

无纺布通过微生物屏障层（M 层）的无数条细纤维无规律纵横交错，形成等效孔径 < 50μm 的小孔，成为多孔排列的独特屏障，使蒸汽等介质弯曲地渗透到包内，从而达到阻菌、透气的性能，既可以屏障微生物和粉尘，又便于灭菌介质的穿透，阻菌效果可靠。有研究表明，高压灭菌有效期可长达 6 个月。

4. 纸塑包装袋 医用纸塑包装袋是由聚酯 - 聚丙烯透明塑料薄膜与特制纸张经热合处理形成，包括透析纸 - 塑包装袋、皱纹纸 - 塑包装袋、特卫强 - 塑包装袋以及透析纸 - 透析纸包装袋 4 种。透析纸 - 塑包装袋是目前临床使用量最大、应用面最广的一类产品，适用于环氧乙烷、压力蒸汽、甲醛及电离辐射灭菌。其在空气正常压力下不易穿透，只有在足够的正压或负压下空气及蒸汽才可穿过，不吸潮，易干燥。背面有蒸汽灭菌变色标识，可进行化学监测。按照生物标准，纸面必须具有一定的孔径、耐湿度、爆破强度、湿爆破强度、撕裂度等，不应受封合的影响。

纸塑包装袋适用于各种器械和敷料的包装，包装方法简单，热封口机封口即可。其优点是灭菌介质穿透性能好、阻隔性能好、掉屑率低、包内容物可视性好及无菌保证期长；缺点是开启后不能直接形成无菌平面。

研究表明，经高压蒸汽和环氧乙烷灭菌，国产纸塑包装有效期是 3～6 个月，进口纸塑包装是 6～12 个月，而经环氧乙烷灭菌，国产纸塑包装的物品可存放 12 个月。纸塑包装也存在与皱纹纸类似的缺点，除此之外，还有封口失败及湿包的问题。因此应用时要注意：①封口温度应为 220～260℃，塑封条宽度约为 2cm，封口端留 1～2cm 空隙，方便临床开包。②对纸塑包装袋进行封口时应先驱除包内空气，减少包内张力，并且做到塑封处无折、无空泡、不易撕开，否则封口失败。③对纸塑包装物品应轻拿轻放，尤其对较重的器械包或大包，切忌拖、拉、挤、拎、扔等动作，防止包装袋受损。④对锐利器械，如针、剪等应用硅胶管或橡胶管套上锐利面，防止刺破包装袋。⑤纸塑包装袋上锅时应用不锈钢篮盛装，竖放，两包间不可过挤（相隔约 2.5cm），塑面不能与塑面接触，防止水分滞留在塑面上，导致湿包。⑥灭菌后或发放前以及临床使用前要严格检查包装袋有无破损、封口有无裂开等，一旦发生，应视为污染，需重新处理。⑦无菌物品存放间应保持在 < 25℃，湿度约 50%，无菌的纸塑包装袋应置于距地 20cm、距墙5cm、距天花板 50cm 的无菌橱柜内，防止包装受潮或因温度高导致纸面脆性增加而破损。

5. **硬质容器** 硬质容器是最新设计的包装材料。最初的硬质灭菌容器有金属与塑料两种材质，在随后的不断发展中，塑料因易碎而逐步被淘汰，现在所指的硬质容器即为金属材质。标准的硬质容器是：容器的底部和盖子应布满小孔，便于灭菌剂的进入和冷凝水、毒性灭菌剂如 EO 等的排出，可用无纺布或阀门（自动关闭）作为无菌屏障；容器内悬空的网架放置灭菌物品。硬质容器应设置安全闭锁装置，无菌屏障完整性破坏时应可识别。其使用与操作，应遵循生产厂家的使用说明或指导手册，清洗消毒应符合本标准。

按照国家标准规范的硬质灭菌器械盒包装物品，灭菌有效期为 6 个月。但是有研究表明，硬质灭菌器械盒在 12 个月内存放阻菌效果可靠。使用硬质灭菌盒包装手术器械也存在一定的问题，即当大量采用硬质灭菌盒装放手术器械灭菌时，会增加去污区清洗工作量，不利于灭菌盒的周转使用。在国外，硬质灭菌容器已经广泛应用于包装各类手术器械。虽然此类灭菌容器在初始购置成本高，但在软成本节约方面，减少了医院在人力和物力的消耗，减少了医疗间接成本，提高了工作效率。

消毒供应中心为避免造成医源性的感染，除考虑灭菌物品的用途，储存时间长短，需正确选择包装材料外，还应考虑环境因素，避免各种原因造成的湿包，保证无菌包的干燥，既能节约人力、物力、财力，减少资源的浪费，又能预防医院感染的发生，实现消毒供应中心灭菌物品质量的安全、低耗、高效。

第 **8** 章

消毒供应中心的信息化管理

随着社会经济的发展，伴随而来的是医院诊疗手段和器材设备日新月异的变化，一次性无菌物品的种类、用量、使用范围也逐渐增大，原有的管理手段已很难适应消毒供应中心的发展速度，因此，信息化管理是一种必然的发展趋势。

第一节　射频识别系统在消毒供应中心的应用

消毒供应中心使用射频识别(radiofrequencyidentification, RFID)技术作为管理手段，实现了复用器械包的可追溯管理和信息化管理，成功实现了消毒供应中心管理的器械包在医院流通环节的全程追溯、质量控制和统计分析等功能。

射频识别是一种非接触式自动识别技术，它通过射频信号自动识别目标对象并获取相关数据。一套完整的 RFID 系统由电子标签、阅读器、应用系统三部分组成。将 RFID 标签安装在被识别对象（粘贴、插放、佩戴或植入等），当被识别对象进入磁场后，标签与阅读器之间建立起无线方式的通信链路，标签向阅读器发送存储在芯片中的产品信息，阅读器接受信息并解码后，传送给信息系统进行数据处理。目前，RFID 设备面临着成本较高、标准不统一的问题，制约了该技术的大范围使用。

一、射频识别技术特点

射频识别系统最重要的优点是非接触识别，它能穿透雪、雾、冰、涂料、尘垢和条形码无法使用的恶劣环境阅读标签，并且阅读速度极快，大多数情况下不到 100 毫秒。有源式射频识别系统的速写能力也是重要的优点。可用于流程跟踪和维修跟踪等交互式业务。

制约射频识别系统发展的主要问题是不兼容的标准。射频识别系统的主要厂商提供的都是专用系统，导致不同的应用和不同的行业采用不同厂商的频率和协议标准，这种混乱和割据的状况已经制约了整个射频识别行业的增长。许多欧美组织正在着手解决这个问题，并已经取得了一些成绩。标准化必将刺激射频识别技术的大幅度发展和广泛应用。

　　1. 射频技术在物流管理中的适用性　物流管理的本质是通过对物流全过程的管理，实现降低成本和提高服务水平的目的。如何以正确的成本和正确的条件，去保证正确的客户在正确的时间和正确的地点，得到正确的产品，成为物流企业追求的最高目标。为此，掌握存货的数量、形态和分布，提高存货的流动性就成为物流管理的核心内容。一般来说，企业存货的价值要占企业资产总额的 25% 左右，占企业流动资产的 50% 以上。所以物流管理工作的核心就是对供应链中存货的管理。

　　在运输管理方面采用射频识别技术，只需要在货物的外包装上安装电子标签，在运输检查站或中转站设置阅读器，就可以实现资产的可视化管理。在运输过程中，阅读器将电子标签的信息通过卫星或电话线传输到运输部门的数据库，电子标签每通过一个检查站，数据库的数据就得到更新，当电子标签到达终点时，数据库关闭。与此同时，货主可以根据权限，访问在途可视化网页，了解货物的具体位置，这对提高物流企业的服务水平有着重要意义。

　　2. 射频技术的工作原理　RFID 技术的基本工作原理并不复杂：标签进入磁场后，接收解读器发出的射频信号，凭借感应电流所获得的能量发送出存储在芯片中的产品信息（passivetag，无源标签或被动标签），或者由标签主动发送某一频率的信号（activetag，有源标签或主动标签），解读器读取信息并解码后，送至中央信息系统进行有关数据处理。

　　从 RFID 卡片阅读器及电子标签之间的通信及能量感应方式来看大致上可以分成感应耦合（inductivecoupling）及后向散射耦合（backscattercoupling）两种。一般低频的RFID 大都采用第一种方式，而较高频大多采用第二种方式。

　　阅读器根据使用的结构和技术不同可以是读或读 / 写装置，是 RFID 系统信息控制和处理中心。阅读器通常由耦合模块、收发模块、控制模块和接口单元组成。阅读器和应答器之间一般采用半双工通信方式进行信息交换，同时阅读器通过耦合给无源应答器提供能量和时序。在实际应用中，可进一步通过 Ethernet 或 WLAN 等实现对物体识别信息的采集、处理及远程传送等管理功能。应答器是 RFID 系统的信息载体，应答器大多是由耦合原件（线圈、微带天线等）和微芯片组成无源单元。

二、消毒供应中心射频识别技术应用范围

　　1. 回收及下收管理　已使用或过期的复用器械包回收至消毒供应中心，并在系统中做好回收登记，以方便随时查询某个时间段内回收复用器械包的数量及遗落、丢失器械情况，对确实丢失或损坏的器械按价计入科室成本。下收复用器械包时先用移动式手持机扫描科室工作人员的信息卡，再按回收的器械包的种类、数量扫描芯片后进行回收处理。

　　2. 清洗管理　对回收器械进行分类清洗，与清洗机互联，自动读取清洗机工作日志，记录清洗设备的相关数据，如水温、水压等。

　　3. 打包并绑定标签　对清洗合格的器械，按复用器械包种类打包并绑定 RFID 数据标签。RFID 标签可重复使用 10 万次，使消毒成本大大降低。RFID 标签内容包括复用

器械包名称，包内器械及敷料、数量，包装人员编号、包装日期、有效期等信息。

4. 灭菌管理　记录灭菌锅次、锅号，并记录灭菌过程中的温度、压力等实时数据。该模块不但可以实现对每个复用器械包灭菌过程中的温度、压力等时间曲线实时显示和查询，还可查询灭菌设备在任何时候的工作状态。一旦发现异常，及时检修设备，杜绝不合格复用器械包下发到使用科室。

5. 发放管理　回收及下收复用器械包时已在系统中记录，发放时按器械包的种类、数量如数发放，双方核对确认，使用科室在接受器械包的同时在单据上签字，作为纸质依据保存在消毒供应中心。

第二节　条形码技术在消毒供应中心的应用

条形码技术作为一种自动识别技术，是快速、准确、可靠采集数据的有效手段。医院消毒供应中心通过条形码系统对复用器械包进行全程管理，能够监控每一批消毒物品在清洗、消毒和灭菌过程中的质量，可以查询回收、清洗、配备、包装、灭菌、发放的信息，并对物品的每个环节进行追溯、调查和数据分析，从而对灭菌物品使用的安全性起到监督作用，是一种最经济实用的自动识别和数据采集技术。

1. 回收清洗　去污区人员通过扫描工作人员条形码登录系统，回收复用器械包时，扫描原始条形码，也可用键盘输入回收器械包，如为同类器械包系统自动累加，扫描完成后，本套器械包的所有器械名称将在系统内显示，以便于回收时查询物品是否齐全。回收截止后将数据上传至检查包装区。

2. 检查包装　清洗完毕，器械随专用清洗篮筐从清洗器转移到打包台，包装区人员点击确认自去污区传输的信息。去污区人员将回收器械包的总数填写在流程卡上，送至检查包装区，包装区人员将流程卡与条码系统上的器械包种类、总数进行核对，无误后扫描配包、打包人员条形码标签，打印相应数量的条形码标签，一个器械包对应一个唯一的条形码标签，标签含有器械包名称、包装日期、配包者、包装者、有效期等信息。打包完毕后将条码标签粘贴在器械包外，准备灭菌。

3. 灭菌　灭菌设备操作人员通过工作人员条形码标签登录系统，扫描灭菌锅次、锅号、器械包包装条码后系统自动生成灭菌条码，包含有灭菌锅号、锅次，灭菌日期时间、失效日期时间、灭菌人等信息，灭菌结束后需进行审核，并在系统内记录。

4. 发放　灭菌完毕，消毒员检查确认参数运行情况，检查合格，将复用器械包分类上架放置处于待发放状态。科室领取灭菌物品时，先扫描科室人员条形码，该科室需要换置复用器械包的种类、数量即显示在电脑上，发放人员按照数量扫描复用器械包条码后，发放完成。

5. 质量追溯方法　如果发现某一器械包出现质量问题，则可以通过扫描该器械包上的条形码，查询同一批次的灭菌人员、灭菌锅、开始时间、结束时间、灭菌日期、有效日期、包装人员等相关信息，溯源相关设备参数及操作人员信息，调查原因，追查责任。如果造成质量问题的原因是清洗消毒或灭菌不合格，则可以回溯查找同批次的所有器械包，及时追回处理。

第三节　企业资源计划系统在消毒供应中心的应用

一、企业资源计划系统的概念

企业资源计划系统（enterprise resource planning，ERP）是指建立在信息技术基础上，以系统化管理思想，为企业决策层及员工提供决策运行手段的管理平台。ERP 系统集信息技术与先进的管理思想于一身，反映了企业对合理调配资源，最大化创造社会财富的要求，整合了企业管理理念、业务流程、基础数据、人力物力等。计算机技术特别是数据库技术的发展为企业建立管理信息系统，对改变管理思想起到了重要作用。

二、企业资源计划系统对复用医疗器械的管理

消毒供应中心与各临床科室之间通常都是通过交换方式对复用医疗器械包进行处理。实施 ERP 系统管理后，消毒供应中心首先对与科室交换的复用医疗器械包进行 ERP 系统登记及科室使用信息对接，对每一个复用器械包进行数字编码，器械包内的复用器械按器械使用次数折旧成本核算。消毒供应中心只设库存量，月底卫生经济核算科从 ERP 系统直接提取复用器械包使用次数并根据再生器械包洗涤系数计算科室成本，无须消毒供应中心人工报表，使经济核算管理更精确、更直观。如果科室丢失复用器械包的可回收消耗材料，则消毒供应中心按照物品的价格计算临床科室成本，并为临床科室补充物品的基数数量。

三、ERP 系统的应用

ERP 系统在消毒供应中心计算机网络化平台下对医用物资进行管理，现使用的功能及模块有器械入库单（ZMMQXPK）、更改预留（MB22）、建立采购申请（ME51N）、出库单汇总打印（ZCKDH2）、请领出库及采购入库 - 库存查询 - 现有仓库库存清单（MB52）及出入库操作模块，物料凭证清单（MB51）、库存总览（MMBE）及现库存清单（MB52）、货物移动（MIGO）。

1. 创建采购申请（ME51N）　消毒供应中心二级库房的管理人员通过 ERP 平台查看临床使用情况后，在 ERP 平台上进行采购申请，点击 ME51N 进入采购申请平台 - 输入物资（物料号）、数量（采购所需数量）、采购（2000）、PGr（201），然后检查、保存即可生成采购申请编号，同时记录申请编号。

2. 货物移动（MIGO）　分为根据采购订单进行收货代码（101）、发货分为预留与其他代码分别为（Z41、Z43）、转移过账为器械柜请领代码为（Z44）及赠送入库（501）。具体的操作程序为：选择收货（101 收货）、采购订单→输入采购订单编号→输入 101 显示 GR 收货→回车→显示出该采购订单的所有物料→输入交货单（任意数字）→项目确定处打勾→输入批次，供应商批次→如该采购订单有多个物料，需逐条输入→单击检查

→如显示"凭证 ok"则可过账,如有红灯请更正后检查过账。

(1) 赠送入库(501):如排气管为赠送入库,选择收货、其他→输入 501,显示供应商赠品收货→输入物料单(任意数字)→在物料处输入物料号:2100003601→回车→数量→回车→何处:院区 1000,库存地点 2100→回车→批次→回车→单击检查,会出现对话框,提示"批量 CS20101231 已经入账进库存"→过账,则该数量的物料已经入账。

(2) 窗口及下送发货(Z41 表示一次性无菌物品):选择发货其他→Z41 科室消耗→输入物料单→在物料处输入物料号→回车→数量→回车→何处:院区 1000,库存地点 2100→回车→批次→回车→输入成本中心→检查→过账。

(3) 科室退货入库(Z43):收货→其他→Z43 科室退货→输入物料单→在物料处输入物料号→回车→数量→回车→成本中心→何处:院区 1000,库存地点 2100→批次→检查过账→退货入库。

3. 出入库模块的应用

(1) 器械入库单(ZMMQXPK):进入物资入库单平台点击库存地点 2100→入库类型(采购入库)→采购订单编号(输入十位数编码)→点击执行即可打印。

(2) 出库单汇总打印(zckdh2):该事务功能为输入操作日期,库存地点,有"窗口发放,下送发放"两个选项,根据需要选择,执行即可。

4. 库存的模块应用 现库存清单(MB52)该事务能查询单个及多个物料的库存,双击进入按提示操作即可。

(1) 单个物料:输入物料号、院区 1000、库存地点 2100→单击执行→显示该物料的库存数量。

(2) 两个及多个物料:查询某区间内的所有物料,输入起始物料号及终止物料号,院区 1000,库存地点 2100→单击执行→显示该区间内的所有物料的库存。

(3) 所有物料:只需输入院区 1000,库存地点 2100 并执行即可显示 2100 库位下的所有库存数量。

5. 查询所有物料的出入库(MB51) 进入物料凭证清单平台在项目数据点击物资(物料编码)→院区 1000→库存地点 2100→选择出库移动类型(Z41\Z67),在抬头数据中点击过账日期→点击执行即可罗列出过账日期的所有出库的数据。

6. 复用医疗器械物品发放模块(Z67 表示复用医疗物品) 选择发货其他→Z67 发放手术包 / 被服→输入再生物品物料单→在物料处输入物料号→回车→数量→回车→何处:院区 1000,库存地点 2100→回车→批次→回车→输入成本中心→检查→过账。

原有的一次性医用耗材和复用器械物流信息不能准确与卫生经济科管理对接,不能对各临床科室使用的各类医用耗材物资需求量进行有效跟踪监控,因此增加医院各级库房的成本,各临床科室需求医用耗材量不清。改造原有的医用物资流程势在必行,消毒供应中心库管人员将使用的所有医用物资进行盘点,建立一次性医用物资耗材和复用器械包管理信息数字库,建立物资系统全流程批次追溯、闭环管理。利用 ERP 系统物流管理功能,建立请领→采购→寄售→收货→领用→移库→调拨→退库→使用→记账→寄售转采购→盘点全流程的批次追溯及闭环校验的凭证流,做到高值物资的全程批次追溯到流程责任人。我院的 ERP 系统从上线至今，随着医用物资在消毒供应中心流程的合理性改进，以及 ERP 系统的进一步应用和使用过程中的不断完善，使得医用耗材在消毒供应中心的管理更加科学、流程更加优化、合理和"透明"、精细，以及 ERP 系统能够提高各部门之间的协调和协作能力，加强了医用物资管理，降低运行成本和减少浪费，提升了消毒供应中心科学管理水平，能够满足现代化医院的要求。

第四节　人工智能在消毒供应中心的应用

人工智能在消毒供应中心（CSSD）的应用主要借助于两个方面：机器视觉和物联网。

一、机器视觉

机器视觉采用机器代替人眼来做测量和判断。机器视觉主要用计算机来模拟人的视觉功能，但并不仅仅是人眼的简单延伸，更重要的是具有人脑的部分功能——从客观事物的图像中提取信息，进行处理并加以理解，最终用于实际检测、测量和控制。将机器视觉技术应用于工业产品的品质检测方面，具有人工检测所无法比拟的优势。表面缺陷与大小、形状是产品品质的重要特征，利用机器视觉进行检测不仅可以排除人的主观因素的干扰，而且还能够对这些指标进行定量描述，避免了因人而异的检测结果，减小了检测分级误差，提高了生产率和分级精度。

机器视觉系统是指通过机器视觉产品（即图像摄取装置，分为 CMOS 和 CCD 两种）把图像抓取到，然后将该图像传送至处理单元，通过数字化处理，根据像素分布和亮度、颜色等信息，来进行尺寸、形状、颜色等的判别。进而根据判别的结果来控制现场的设备动作。系统组成：一个典型的工业机器视觉应用系统，包括数字图像处理技术、机械工程技术、控制技术、光源照明技术、光学成像技术、传感器技术、模拟与数字视频技术、计算机软硬件技术、人机接口技术等。

由于机器视觉系统可以快速获取大量信息，而且易于自动处理，也易于同设计信息及加工控制信息集成，因此，在现代自动化生产过程中，人们将机器视觉系统广泛地用于工况监视、成品检验和质量控制等领域。机器视觉系统的特点是提高生产的柔性和自动化程度。在一些不适合于人工作业的危险工作环境或人工视觉难以满足要求的场合，常用机器视觉来替代人工视觉；同时在大批量工业生产过程中，用人工视觉检查产品质量效率低且精度不高，用机器视觉检测方法可以大大提高生产效率和生产的自动化程度。而且机器视觉易于实现信息集成，是实现计算机集成制造的基础技术。

机器视觉不同于计算机视觉，它涉及图像处理、人工智能和模式识别。机器视觉是专注于集合机械，光学，电子，软件系统，检查自然物体和材料，人工缺陷和生产制造过程的工程，它是为了检测缺陷和提高质量，操作效率，并保障产品和过程安全。它也用于控制机器。

机器视觉系统在质量检测的各个方面得到了广泛的应用。例如，采用激光扫描与 CCD 探测系统的大型工件平行度、垂直度测量仪，它以稳定的准直激光束为测量基线，配以回转轴系，旋转五角标棱镜扫出互相平行或垂直的基准平面，将其与被测大型工件的各面进行比较。在加工或安装大型工件时，可用该认错器测量面间的平行度及垂直度。

以频闪光作为照明光源，利用面阵和线阵CCD作为螺纹钢外形轮廓尺寸的探测器件，实现热轧螺纹钢几何参数在线测量的动态检测系统。

视觉技术实时监控轴承的负载和温度变化，消除过载和过热的危险。将传统上通过测量滚珠表面保证加工质量和安全操作的被动式测量变为主动式监控。

用微波作为信号源，根据微波发生器发出不同波特率的方波，测量金属表面的裂纹，微波的波的频率越高，可测的裂纹越狭小。

二、物联网

物联网是在计算机互联网的基础上，利用RFID、新型传感器、无线数据通信等技术，构造一个覆盖世界上万事万物。在这个网络中，物品之间、人与物之间能够彼此进行"交流"，通过计算机互联网实现物品的自动识别和信息的互联与共享。

物联网通过智能感知、识别技术与普适计算、泛在网络的融合应用，被称为继计算机、互联网之后世界信息产业发展的第三次浪潮。物联网被视为互联网的应用拓展，应用创新是物联网发展的核心，以用户体验为核心的创新是物联网发展的灵魂。

"物联网"概念的问世，打破了之前的传统思维。过去的思路一直是将物理基础设施和IT基础设施分开：一方面是机场、公路、建筑物，另一方面是数据中心，个人电脑、宽带等。而在"物联网"时代，钢筋混凝土、电缆将与芯片、宽带整合为统一的基础设施，在此意义上，基础设施更像是一块新的地球工地，世界的运转就在它上面进行，其中包括经济管理、生产运行、社会管理乃至个人生活。

1. 物联网的起源与发展历程

1991年　美国麻省理工学院（MIT）的KevinAsh-ton教授首次提出物联网的概念。

1995年　比尔·盖茨在《未来之路》中，提及"物互联"这一概念。

1999年　MIT建立了"自动识别中心（Auto-ID）"，提出"万物皆可通过网络互联"，阐明了物联网的基本含义。

2003年　美国《技术评论》提出传感网技术将是未来改变人们生活的十大技术之首。

2004年　日本提出u-Japan计划，希望将日本建设成一个泛在网络社会。

2005年　国际电信联盟（ITU）发布《ITU互联网报告2005：物联网》。

2006年　韩国制订u-Korea计划，该计划旨在建立泛在社会（ubiquitoussociety），让民众可以随时随地享有科技智慧服务。

2009年　欧盟委员会颁布《物联网：欧洲行动计划》。

温家宝总理视察无锡，提出"感知中国"计划，拉开中国物联网发展的帷幕。

IBM提出"智慧地球"概念；美国将新能源和物联网列为振兴经济的两大重点。

2011年　工业和信息化部印发《物联网"十二五"发展规划》，明确了我国物联网发展原则、发展目标、主要任务、重点工程、保障措施等。

2014年　谷歌32亿美金收购Nest，正式吹响物联网进军家庭号角。国内互联网巨头纷纷跟风投入智能家居大潮。

2016 年　国家"十三五"发展纲要中提出"发展物联网的开环应用"。

NB-IoT 的主要标准冻结，意味着它可以大规模推广应用。

2017 年　工业和信息化部提出要建设广覆盖、大连接、低功耗移动物联网基础设施、发展基于 NB-IoT 技术应用。

2018 年　阿里巴巴全面进军物联网领域。

2019 年　国家电网建设"泛在电力物联网"。

物联网的发展经历了两个浪潮，第一次是在 2009 年美国和中国政府倡导之下经历了一轮浪潮，2016 年至今又发生了一次新的浪潮，这次浪潮的推手是低功耗广域物联网技术（简称 LPWA），主要技术是 NB-IoT 和 Lora 技术，这两个技术主要从物联网技术架构这个层面提供了广域物联的基础。另外一个推手是物联网在工业和电力领域的应用。物联网从改变人们生活到改变社会经济推动社会发展。

2. 物联网技术详解　物联网分为 3 个层次：应用层包括信息化、自动化、智能化、大数据；传输层包括业务网、核心网、接入网和泛在网络；感知层包括传感器、条形码/二维码、RFID、GPS/ 北斗、智能终端、数据卡、无线传感网络、iBeacon。

（1）感知层：感知层是由大量具有感知、通信、识别（或执行）能力的智能物体与感知网络组成，如同人类的五官和皮肤。通过标识特定的物体、感应物体的各种状态、执行特定的操作、无线通信技术然后汇总到互联网上。

● 传感器：是一种检测装置，能感受到被测量的信息，并能将感受到的信息，按一定规律变换成为电信号或其他所需形式的信息输出，以满足信息的传输、处理、存储、显示、记录和控制等要求。

按感知状态分类：热、光、气、力、味、磁、湿、声、放射线、速度、位移、距离、位置……

按感知技术分类：光电传感器、生物传感、混合传感器、MEMS（microelectro mechanical systems）传感器……

常见的温度传感器包括热敏电阻、半导体温度传感器及温差电偶。

热敏电阻主要是利用各种材料电阻率的温度敏感性，根据材料的不同，热敏电阻可用于设备的过热保护及温控报警等。

半导体温度传感器利用半导体器件的温度敏感性来测量温度，具有成本低廉、线性度好等优点。

温差电偶则是利用温差电现象，把被测端的温度转化为电压和电流的变化；由不同金属材料构成的温差电偶，能够在比较大的范围内测量温度，如 − 200 ∼ 2000℃。

常见的压力传感器在受到外部压力时会产生一定的内部结构的变形或位移，进而转化为电特性的改变，产生相应的电信号。

湿度传感器主要包括电阻式和电容式两类：电阻式湿度传感器也称为湿敏电阻，利用氯化锂、碳、陶瓷等材料的电阻率的湿度敏感性来探测湿度。电容式湿度传感器又称湿敏电容，利用材料的介电系数的湿度敏感性来探测湿度。

光传感器可以分为光敏电阻及光电传感器两个大类：①光敏电阻主要利用各种材料的电阻率的光敏感性来进行光探测。②光电传感器是利用半导体器件对光照的敏感性。光敏二极管的反向饱和电流在光照的作用下会显著变大，而光敏三极管在光照时其集电极、发射极导通，类似于受光照控制的开关。

霍尔传感器是利用霍尔效应制成的一种磁性传感器。霍尔效应是指把一个金属或半导体材料薄片置于磁场中，当有电流流过时，由于形成电流的电子在磁场中运动而收到磁场的作用力，会使得材料中产生与电流方向垂直的电压差。可以通过测量霍尔传感器所产生的电压的大小来计算磁场的强度。

霍尔传感器结合不同的结构，能够间接测量电流、振动、位移、速度、加速度、转速等，具有广泛的应用价值。

微机电传感器，微机电系统的英文名称是 micro-electro-mechanical systems，简称 MEMS，是一种由微电子、微机械部件构成的微型器件，多采用半导体工艺加工。目前已经出现的微机电器件包括压力传感器、加速度计、微陀螺仪、墨水喷咀和硬盘驱动头等。微机电系统的出现体现了当前的器件微型化发展趋势。

● 物体标识

条形码或条码（barcode）是将宽度不等的多个黑条和空白，按一定的编码规则排列，用以表达一组信息的图形标识符。常见的条形码是由黑条（简称条）和白条（简称空）排成平行线图案。条码字符集最大所能表示的字符个数为 128 个 ASCII 字符。它可以标识某一类或某一个物体，通过条码扫描器识别读出字符串后交由后台联网处理。

二维条形码是在二维空间水平和竖直方向存储信息的条形码。它的优点是信息容量大，译码可靠性高，纠错能力强，制作成本低，保密与防伪性能好。以常用的二维条形码 PDF417 码为例，可以表示字母、数字、ASCII 字符与二进制数；该编码可以表示 1850 个字符 / 数字，1108 个字节的二进制数，2710 个压缩的数字；PDF417 码还具有纠错能力。

接触式 IC 卡也称智能卡（smart card），它是通过在集成电路芯片上写的数据来进行识别的。IC 卡与 IC 卡读写器，以及后台计算机管理系统组成了 IC 卡应用系统。

RFID 的全称为 radio frequency identification，即射频识别，俗称电子标签。RFID 射频识别是一种非接触式的自动识别技术，主要用来为各种物品建立唯一的身份标识，是物联网的重要支持技术。电子标签中包含 RFID 芯片和天线。每个 RFID 芯片中都有一个全球唯一的编码；在为物品贴上 RFID 标签后，需要在系统服务器中建立该物品的相关描述信息，与 RFID 编码相对应。

当用户使用 RFID 阅读器对物品上的标签进行操作时，阅读器天线向标签发出电磁信号，与标签进行通信对话，标签中的 RFID 编码被传输回阅读器，阅读器再与系统服务器进行对话，根据编码查询该物品的描述信息。

RFID 标准：目前，世界一些知名公司各自推出了自己的很多标准，这些标准互不兼容，表现在频段和数据格式上的差异。目前全球有两大 RFID 标准阵营：欧美的 Auto-ID Center 和日本的 Ubiquitous ID Center（UID）。欧美的 EPC 标准采用 UHF 频段，为 860 ～ 930MHz，日本 RFID 标准采用的频段为 2.45GHz 和 13.56MHz；日本标准电子标签的信息位数为 128 位，EPC 标准的位数则为 96 位。

●传感网络

传统互联网的通信模式和协议，与各类传感器和物体标识器件是无法直连的。需要专门的传感网络通信技术进行处理后接入互联网。

声波支付是利用声波的传输，完成两个设备的近场识别。其具体过程是：在第三方支付产品的手机客户端里，内置有"声波支付"功能，用户打开此功能后，用手机麦克风对准收款方的麦克风，手机会播放一段人无法听清楚的高频声波，实际上是一串交易号，用来实现手机与购物设备之间的握手。

近场通信 NFC 该技术由 RFID 演变而来，其基础是 RFID 及互连技术。NFC 是一种短距高频的无线电技术，在 13.56MHz 频率运行于 20cm 距离内。其传输速度有 106Kbit/s、212Kbit/s 或 424Kbit/s 三种。目前近场通信已通过成为 ISO/IECIS18092 国际标准、ECMA-340 标准与 ETSI TS 102190 标准。

NFC 手机是指带有 NFC 模块的手机。NFC 采用读写器模式（主动式）、卡模式（被动式）及点对点三种模式通信。

RF315，433（RF 即 Radio Frequency—射频）电磁波频率高于 100kHz 时，电磁波可以在空气中传播，并经大气层外缘的电离层反射，形成远距离传输能力，我们把具有远距离传输能力的高频电磁波称为射频。

蓝牙通信是一种无线技术标准，可实现固定设备、移动设备和楼宇个人域网之间的短距离数据交换（使用 2.4 ～ 2.485GHz 的 ISM 波段的 UHF 无线电波），该协议在物联网领域获得了广泛的应用，至今已发展到 V4.2 版本。

蓝牙由蓝牙技术联盟（Bluetooth Special InterestGroup，SIG）管理。蓝牙技术联盟在全球拥有超过 25000 家成员公司，它们分布在电信、计算机、网络和消费电子等多重领域。IEEE 将蓝牙技术列为 IEEE802.15.1，但如今已不再维持该标准。蓝牙技术联盟负责监督蓝牙规范的开发、管理认证项目，并维护商标权益。制造商的设备必须符合蓝牙技术联盟的标准才能以"蓝牙设备"的名义进入市场。蓝牙技术拥有一套专利网络，可发放给符合标准的设备。

Blue 4.0BLE 的前身是 NOKIA 开发的 Wibree 技术，主要用于实现移动智能终端与周边配件之间的持续连接，是功耗极低的短距离无线通信技术，并且有效传输距离被提升到了 100m 以上，同时只需要一颗纽扣电池就可以工作数年之久，以上诸多技术优势使得 BLE 的发展前景相当可观。

iBeacon 是苹果公司 2013 年 9 月发布的移动设备用 OS（iOS7）上配备的新功能。其工作方式是：配备有低功耗蓝牙（BLE）通信功能的设备，使用 BLE 技术向周围发送自己特有的 ID，接收到该 ID 的应用软件会根据该 ID 采取一些行动。比如，在店铺里设置 iBeacon 通信模块，便可让 iPhone 和 iPad 上运行一资讯告知服务器，或者由服务器向顾客发送折扣券及进店积分。此外，还可以在家电发生故障或停止工作时使用 iBeacon 向应用软件发送资讯。

WIFI-WIreless-FIdelity 无线连接：无线网络是一种能够将个人电脑、手持设备（如PDA、手机）等终端以无线方式互相连接的技术。WIFI 是一个无线网络通信技术的品牌，由 WIFI 联盟（WIFI Alliance）所持有。目的是改善基于 IEEE 802.11 标准的无线网络产品之间的互通性。有人把使用 IEEE 802.11 系列协议的局域网就称为无线保真。甚至把无线保真等同于无线网际网路（WIFI 是 WLAN 的重要组成部分）。其发展方向为更高的速度、单点更大的接入能力、智能化配置、低功耗。

无线传感器网络是一种由传感器节点组成的网络，其中每个传感器节点都具有传感器、微处理器及通信单元，节点之间通过通信联络组成网络，共同协作来监测各种物理量和事件。

目前已经出现的传感器网络使用各种不同的通信技术，其中又以无线传感器网络（Wireless Sensor Network，WSN）发展最为迅速，被列为 21 世纪最有影响的 21 项技术和改变世界的十大技术之一，受到了普遍的重视。

其应用领域特点：低成本、低功耗、低速率、短距离、节点能量有限、节点通信能力有限、节点计算能力有限、传感器节点数量大且分布范围广、网络动态性强自组织网络、感知数据流量大、以数据为中心、应用相关。

（2）物联网传输层分为三层

①业务网：service network，为接入用户提供一种或数种业务的网络。

②核心网：将接入网与其他接入网连接在一起的网络。通常指除接入网和用户驻地网之外的网络部分。

③接入网：指骨干网络到用户终端之间的所有设备。被形象地称为"最后一公里"。接入网的接入方式包括铜线（普通电话线）接入、光纤接入、光纤同轴电缆（有线电视电缆）混合接入、无线接入和以太网接入等几种方式。

泛在网络来源于拉丁语 Ubiquitous，从字面上看就是广泛存在、无所不在的网络。人和万物置身于无所不在的网络之中，实现人在任何时间、地点，使用任何网络与任何人与物的信息交换，基于个人和社会的需求，利用现有网络技术和新的网络技术，为个人和社会提供泛在的，无所不含的信息服务和应用。

（3）物联网的应用层技术：物联网的应用层主要完成数据的管理和数据的处理，并将这些数据与各行业应用相结合。应用层包括以下三个部分。

①物联网中间件：物联网中间件是一种独立的系统软件或服务程序，中间件将许多可以公用的能力进行统一封装，提供给物联网应用使用。

②物联网应用：物联网应用就是用户直接使用的各种应用，如智能操控、安防、电力抄表、远程医疗、智能农业等。

③云计算：云计算将助力物联网海量数据的存储和分析。依据云计算的服务类型可以将云分为 3 层：基础架构即服务（IaaS）、平台即服务（PaaS）、服务和软件即服务（SaaS）。

（4）互联网普遍应用架构：智能云、可穿戴设备，它既可以感知我们自身，又能分享和社交，同时也带来了隐私问题。

物联网技术面临的挑战：标准、能量、大数据、安全。

智能医疗利用最先进的物联网技术，实现患者与医务人员、医疗机构、医疗设备之间的互动，逐步达到信息化。并采用更多人工智慧、传感技术等高科技，使医疗服务走向真正意义的远程化、智能化，推动医疗事业的繁荣发展。在中国新医改的大背景下，智能医疗正在走进寻常百姓的生活。

三、人工智能 + 物联网 +RFID 在 CSSD 具体场景的应用

在现代化的 CSSD，通过 AI 识别、图像采集、物联网、定位导航的方式能做到物品识别、人员检测、文字识别、主体检测、动作检测、着装识别，在物联网平台的整合和大数据算法的加持下，做到库存预警、物品数据自动采集等轻而易举。视觉 AI，可以有效地做到物品识别、动作捕捉、人脸识别和着装识别；物联网技术，配备了 FRID 电子标签之后，能做到批量快速处理和全流程追踪；整个过程无感操作，减少人员动作、避免附加操作，通过技术手段保障步骤和数量的准确性；同时 UDI 规范的出台，让更多来源设备兼容并且互相数据端口开放，能够做到精准追溯、便捷操作和无感防护；物流机器人的使用，也可以更加节省人力，综合使用成本也可以大大降低。

1. 基于高频 RFID 标签、特有包装材料、独特天线设计的手术器械电子身份证，具备耐高温、耐腐蚀、耐水洗和酸洗的特点，可重复使用。配合相应的智能设备，可具备批量读取、批量核对、快速数据录入、精确清点、精确定位的功能，让手术器械再处理的过程中，每个环节都能做到全程追溯、自动关联、远程扫描、自动识别、减少烦琐扫描的功能。

2. 在配合使用含有智能芯片的器械标签、人工 AI 视觉系统、智能回收、智能配包、外来器械回收系统等配套智能设备后，可以在手术器械的再处理过程中真正做到智能化、信息化。

3. 回收过程可以做到：器械的电子身份证上台后做到自动识别，无须额外扫描；支持人脸识别核对操作人员；自动打印包外标贴、无操作自动退出 / 停止；能自动清点核查器械的数量、包内灭菌指示卡是否缺失、器械包批量配包数量是否正确等；同时还支持批量回收，可大幅提高回收效率。回收或配包全过程高清视频记录留证，按指定要求保存，便于日后的精准追溯查找。

4. 在外来器械回收过程，自动无纸化记录各类所需的如厂家、器械、患者等相关信息；能准确核查器械缺失情况，同时做到批量回收，并且有异常能及时提醒，大幅提高工作效率；整个过程做到高清视频记录留证，便于日后精准追溯查找。

5. 无菌物品智能领用柜：可通过人脸识别或工卡识别的方式进行无菌物品的自助领用，智能柜自动记录领用记录，并及时将数据上传中控系统，提醒相关人员及时处理。同时还支持温度、湿度等环境控制。

6. 智能无人货架仓：可通过人脸识别进入智能仓。CSSD 人员根据使用科室提交领用计划，按设定的位置放置无菌用品 / 器械包，完成下送工作；使用科室人员根据相应的计划领取所需的无菌用品 / 器械包，完成领用确认，全流程视频留证，数据即时传输，后台系统支持查询操作详情。

7.全自动机器人小车：内置激光雷达和运动感应功能，通过 AI 算法，具有可自主导航、自动避障，全封闭 / 全开放 / 自动开门等功能，可广泛应用于器械、用品、药品和污染物等多种使用场景。

上述的智能系统能更方便、无感地实现各种周转环节、操作人员的信息记录、提高数据透明度、避免信息不畅引发的纠纷；通过精准定位、AI 辅助操作，时间了精确管理，提高周转速度，降低运营成本，减轻患者负担；同时无感操作，可以有效提升信息沟通效率，减少工作人员的冗余操作，提高防护安全，降低医源性感染风险。

应用在追溯方面，可支持一键式查询，如对不合格器械包的召回：当某器械包出现质量问题时，只要一键处理，即可迅速调取该器械包的清洗、消毒、灭菌流程是否合格，并且及时查找与不合格器械包同一批次灭菌的所有器械包的归属情况。如果器械包已发放到科室，即可直接通知器械包所在科室停止使用，及时召回；如果器械包暂未发放，则可根据电子标签信息找出不合格产品，在最短时间内实现召回再处理，最大限度避免差错的发生。

附录（一）

消毒供应中心各种登记表格

清洗机清洗登记表

单位：   第 页

日期	锅次	清洗物品	加清洗酶量（ml/L）	润滑油量（ml/L）	消毒 A_0 值	烘干时间	签 名

清洗锅次登记表

日期	锅次	签名	日期	锅次	签名
月 日			月 日		
月 日			月 日		
月 日			月 日		
月 日			月 日		
月 日			月 日		
月 日			月 日		
月 日			月 日		
月 日			月 日		
月 日			月 日		
月 日			月 日		
月 日			月 日		
月 日			月 日		
月 日			月 日		
月 日			月 日		
月 日			月 日		

请每天登记清洗锅次，月盘点时统计总数并上交

清洗机定期检查结果记录

频率：1 次 / 月

保存年数：3 年

检查日期： 年 月 日 检查人：

	检查项目	检查事项	检查方法
1	柜体	损伤（有、无）腐蚀（有、无）	目视检查
2	柜门表面	正常、不正常	目视检查
	门封	损伤（有、无）腐蚀（有、无）	门封分解、目视、清扫
		密封（漏、无）	门关闭后检查
3	供水系统	给纯水（有、无） 软化水（有、无）	目视检查
	供蒸汽系统	给蒸汽（有、无）	目视检查
	供酶系统	给酶（有、无）	目视检查
	减压阀系统	漏（有、无）设定压力（MPa）	目视检查
	加热系统	正常、不正常	目视检查
4	电源	动作（良、否）	通电目视检查
	显示系统	正常、不正常	目视检查
	记录系统	正常、不正常	目视检查

备注栏	

清洗机清洗效果监测表

	锅号	时间	位置	结　果	签　名
第一周	#	周一	上		
		周二	中		
		周三	下		
第二周	#	周一	上		
		周二	中		
		周三	下		

	锅号	时间	位置	结　果	签　名
第三周	#	周一	上		
		周二	中		
		周三	下		
第四周	#	周一	上		
		周二	中		
		周三	下		

超声清洗机清洗效果监测表

日期	时间	温度	结　果	通过	签名
				是□	
				否□	
				是□	
				否□	
				是□	
				否□	
				是□	
				否□	
				是□	
				否□	
				是□	
				否□	
				是□	
				否□	

复用器械清洗质量监测

日期	器械包名称及数量	抽检器械	目测结果	镜下结果（带光源的放大镜）	备注	签名

复用器械组器械检查、包装区每班次工作要点登记表

年　月　日		
工作要点	是否执行	备　注
上　午	签名：	
擦拭表面卫生	是、否	
测试封口机	合格、不合格	每班次用前测试
补充配包所需物品	是、否	
整理、调配器械	是、否	
封装单品	是、否	并且按流程卡分类
清点器械	是、否	数量应该和流程卡一致，否则注明并查找
打印追溯条码	是、否	
整理特殊科室器械	是、否	包括新生儿奶瓶、门耳器械等
配各种器械包	是、否	严格按包内容物配
包各种器械包	是、否	严格查对标签与物品一致
统计并登记工作量	是、否	
整理工作台	是、否	
下　午	签名：	
整理器械	是、否	
封装单品	是、否	并且按流程卡分类
清点器械	是、否	数量应该和流程卡一致，否则注明并查找
打印追溯条码	是、否	
整理特殊科室器械	是、否	包括新生儿奶瓶、门耳器械等
配各种器械包	是、否	严格按包内容物配
包各种器械包	是、否	严格查对标签与物品一致
统计并登记工作量	是、否	
整理工作台	是、否	

复用器械组敷料区每班次工作要点登记表

工作要点	是否执行	备 注
上　午	签名：	
擦拭表面卫生	是、否	
包治疗巾	是、否	
配敷料包	是、否	
包敷料包	是、否	
折叠检查敷料	是、否	
整理工作台	是、否	
下　午	签名：	
接受并清点外来敷料	是、否	
折叠检查敷料	是、否	
整理工作台	是、否	

STERRAD® 过氧化氢低温等离子灭菌系统灭菌循环记录

日期： 年 月 日

卡匣编号		打印记录
卡匣有效期		
化学指示片有效期		
化学指示胶带有效期		
灭菌袋型号		
灭菌袋有效期		
灭菌物品名称	数量	
化学指示片显示	合格　不合格	
签名：		

STERRAD® 过氧化氢低温等离子灭菌系统生物监测记录

日期	生物指示剂标签		试剂进入恒温箱时间	签名	24 小时		结果时间	签名
	测试组	对照组			测试组	对照组		

附录（二）

WS 506—2016

口腔器械消毒灭菌技术操作规范

1 范围

本标准规定了口腔器械消毒灭菌的管理要求、基本原则、操作流程、灭菌监测、灭菌物品放行和器械储存要求。

本标准适用于各级各类开展口腔疾病预防、诊断、治疗服务的医疗机构。已实现消毒供应中心集中供应的，其口腔器械的处置方法可参照本标准执行。

2 规范性引用文件

下列文件对于本文件的应用是必不可少的。凡是注日期的引用文件，仅注日期的版本适用于本文件。凡是不注日期的引用文件，其最新版本（包括所有的修改单）适用于本文件。

GB 15982　医院消毒卫生标准

GB/T 19633　最终灭菌医疗器械的包装

WS 310.2　医院消毒供应中心　第 2 部分：清洗消毒及灭菌技术操作规范

WS 310.3　医院消毒供应中心　第 3 部分：清洗消毒及灭菌效果监测标准

WS/T 367　医疗机构消毒技术规范

YY 0646　小型蒸汽灭菌器　自动控制型

3 术语和定义

下列术语和定义适用于本文件。

3.1

口腔器械　dental devices

用于预防、诊断、治疗口腔疾患和口腔保健的可重复使用器械、器具和物品。

3.2

牙科小器械　small dental devices

规格较小的牙科器械，如各种型号车针、根管器具等。

3.3

牙科手机　handpiece；dental

用来向牙科工具或器具传递（带转换或不带转换）工作所需能量的手持工具夹。

3.4

根管器具　root-canal instruments

用来对根管进行探查、穿透、预备或充填的器具，如根管锉、根管扩大器、根管光滑髓针等。

3.5

牙洁治器　dental scaler。

专门设计和（或）用于清除牙齿表面牙垢的手动或电动牙科器械。

3.6

高度危险口腔器械　critical dental instruments

穿透软组织、接触骨、进入或接触血液或其他无菌组织的口腔器械。

3.7

中度危险口腔器械 semicritical dentalinstruments

与完整黏膜相接触，而不进入人体无菌组织、器官和血流，也不接触破损皮肤、破损黏膜的口腔器械。

3.8

低度危险口腔器械 noncritical dentalinstruments

不接触患者口腔或间接接触患者口腔，参与口腔诊疗服务，虽有微生物污染，但在一般情况下无害，只有受到一定量的病原微生物污染时才造成危害的口腔器械。

3.9

小型压力蒸汽灭菌器自动控制型 smaU steam sterilizer-automatic type

由电加热产生蒸汽或外接蒸汽的自动控制，其灭菌室容积不超过60L的小型自动控制蒸汽灭菌器，以下简称小型灭菌器。

3.10

A类空腔负载 hollow load A

单端开孔负载，其长度（L）与孔直径（D）的比率大于等于1，小于或等于750（$1 \leqslant L/D \leqslant 750$）并且长度不大于1500mm（$L \leqslant 1500$mm），或者两端开孔负载其长度与孔直径的比率大于等于2，小于或等于1500之间（$2 \leqslant L/D \leqslant 1500$）并且长度不大于3000mm（$L \leqslant 3000$mm），而且不属于B类空腔负载。

示例：牙科手机属于A类空腔负载器械。

[YY 0646—2015，定义3.4]

3.11

B类空腔负载 hollow load B

单端开孔负载，其长度（L）与孔直径（D）的比率大于等于1，小于或等于5（$1 \leqslant L/D \leqslant 5$）而且孔径不小于5mm（$D \geqslant 5$mm）；或者两端开孔负载其长度与孔直径的比率大于等于2，小于或等于10（$2 \leqslant L/D \leqslant 10$）而且孔径不小于5mm（$D \geqslant 5$mm）。

[YY 0646—2015，定义3.5]

3.12

工艺变量 processing variable

灭菌工艺的条件，其变化会影响杀灭微生物的效果。

3.13

验证 verification

通过提供客观证据，对规定要求是否已得到满足的认定。

4 管理要求

4.1 医疗机构

4.1.1 应制定本机构口腔器械消毒灭菌工作管理制度。

4.1.2 应设立独立的器械处理区。

4.1.3 应根据口腔诊疗服务工作量配备专职或兼职口腔器械消毒灭菌工作人员。消毒灭菌的工作人员应参加岗前培训和继续教育，培训内容见附录A。

4.2 器械处理区

4.2.1 应与口腔诊疗服务的范围和工作量相匹配，布局符合医院感染预防与控制的要求。

4.2.2 区域内分为回收清洗区、保养包装及灭菌区、物品存放区。

a）回收清洗区承担器械回收、分类、清洗、干燥工作。

b）保养包装及灭菌区承担器械保养、检查、包装、消毒和（或）灭菌工作。

c）物品存放区存放消毒、灭菌后物品，以及去除外包装的一次性卫生用品等。

d）工作量少的口腔门诊可不设物品存放区，消毒灭菌后将物品直接放于器械储存车内。

4.2.3 回收清洗区与保养包装及灭菌区间应有物理屏障。

4.2.4 工作流程设计应由污到洁，装饰材料应耐水、易清洁，并按照所配设备预留水、电、气等管线。

4.3 设备、设施

4.3.1 应根据口腔诊疗服务的实际情况合理配置设备、设施，并应符合国家相关标准或规定。

4.3.2 应配有污物回收器具、手工清洗池、工作台、超声清洗器及灭菌设备。

4.3.3 宜配备机械清洗消毒设备、牙科手机专用自动注油养护机、医用热封机、干燥设备等。

4.4 耗材

4.4.1 清洁剂：应符合国家相关标准或规定。根据器械的材质、污染物种类，选择适用口腔器械的清洁剂。

4.4.2 消毒剂：应选择合法有效的消毒剂。

4.4.3 润滑剂：牙科手机宜选择专用清洁润滑油，使用宜遵循生产厂家或供应商提供的说明书。其他口腔器械可选水溶性润滑剂。

4.4.4 包装材料：一次性医用皱纹纸、纸塑袋、纸袋、纺织品、无纺布等应符合 GB/T 19633 的要求；牙科器械盒应具有微生物屏障作用，适合各类型车针、根管器具等器械的放置。

4.4.5 消毒灭菌监测材料：应合法有效，并在有效期内使用。

5 口腔器械处理基本原则

5.1 口腔器械应一人一用一消毒和（或）灭菌。

5.2 高度危险口腔器械应达到灭菌水平。

5.3 中度危险口腔器械应达到灭菌水平或高水平消毒。

5.4 低度危险口腔器械应达到中或低水平消毒。

5.5 口腔器械危险程度分类与消毒灭菌要求见附录 B。

6 口腔器械处理操作流程

6.1 回收

6.1.1 口腔器械使用后应与废弃物品分开放置，及时回收。

6.1.2 口腔器械应根据器械材质、功能、处理方法的不同进行分类放置。具体如下：

a）结构复杂不易清洗的口腔器械（如牙科小器械、刮匙等）宜保湿放置，保湿液可选择生活饮用水或酶类清洁剂。

b）牙科手机、电动牙洁治器和电刀应初步去污，存放于干燥回收容器内。

c）其他器械可选择专用回收容器放置。

6.1.3 回收容器应于每次使用后清洗、消毒、干燥备用。

6.2 清洗

6.2.1 口腔器械清洗方法包括手工清洗和机械清洗（含超声波清洗）。手工、超声清洗操作方法应符合附录 C 要求；机械清洗方法应遵循生产厂家的使用说明或指导手册。

6.2.2 非电源口腔器械可选择机械清洗方法。

6.2.3 带电源口腔器械、精密复杂口腔器械宜选择手工清洗。

    a）可拆的器械应拆开后分别清洗，如电动牙洁治器。

    b）电动牙洁治器手柄宜选择手工清洗方法。

6.2.4 牙科小器械及其他结构复杂的器械宜首选超声清洗，清洗方法见附录 C 的 C.2。

6.2.5 牙科手机清洗应符合附录 D 要求。

6.3 干燥

6.3.1 宜选用干燥设备对器械、器具进行干燥处理。根据器械、器具的材质选择适宜的干燥温度：金属类干燥温度 70 ～ 90℃；塑料类干燥温度 65 ～ 75℃。

6.3.2 干燥设备和不耐热的器械、器具，可使用低纤维絮擦布进行干燥处理。

6.4 检查与保养

6.4.1 应采用目测或使用带光源放大镜对干燥后的口腔器械进行检查。器械表面、螺旋结构处、关节处应无污渍、水渍等残留物质和锈斑。对清洗质量不合格的器械应重新处理；损坏或变形的器械应及时更换。

6.4.2 牙科手机的保养见附录 D。

6.5 消毒方法选择

6.5.1 物理消毒方法应首选湿热消毒，湿热消毒参数符合 WS 310.2 要求；清洗消毒器消毒方法见附录 C 的 C.3。

6.5.2 化学消毒方法应符合 WS/T 367 的要求。

6.6 包装

6.6.1 应根据器械特点和使用频率选择包装材料。

6.6.2 低度、中度危险的口腔器械可不包装，消毒或灭菌后直接放入备用清洁容器内保存。

6.6.3 牙科小器械宜选用牙科器械盒盛装。

6.6.4 封包要求如下：

    a）包外应有灭菌化学指示物，并标有物品名称、包装者、灭菌器编号、灭菌批次、灭菌日期及失效期，如只有 1 个灭菌器时可不标注灭菌器编号。

    b）口腔门诊手术包的包内、包外均应有化学指示物。

    c）纸塑袋包装时应密封完整，密封宽度 ≥ 6mm，包内器械距包装袋封口处 ≥ 2.5cm。纸袋包装时应密封完整。

    d）医用热封机在每日使用前应检查参数的准确性。

6.7 灭菌方法选择

6.7.1 口腔器械应首选压力蒸汽灭菌，选择小型灭菌器灭菌应符合附录 E 要求。

6.7.2 碳钢材质的器械宜选干热灭菌。

6.7.3 其他灭菌方法应符合 WS 310.2 要求。

7 监测要求

7.1 消毒监测

7.1.1 湿热消毒：每次应监测温度、时间，并记录。

7.1.2 化学消毒：应根据消毒剂种类定期监测化学消毒剂的浓度、消毒时间，并记录。

7.1.3 消毒效果监测：消毒后直接使用的物品宜至少每季度监测一次，监测方法及结果判读符合 WS/T 367 的要求。

7.2 灭菌监测

7.2.1 小型灭菌器监测应符合附录 E。

7.2.2 其他灭菌器灭菌方法的监测应符合 WS 310.3 相关规定。

7.2.3 每个灭菌周期运行均应形成文件记录，文件记录应保存 3 年，记录格式内容见附录 F。

8 消毒与灭菌物品放行

8.1 消毒物品放行

8.1.1 机械热力消毒应检查额定参数（温度、时间），所得参数符合要求时，消毒物品方可放行。

8.1.2 用化学消毒剂消毒物品时应检查其消毒时间、浓度，符合 WS/T 367 的要求时，物品方可放行。

8.2 灭菌物品放行

8.2.1 每一灭菌周期结束后应检查所有物理参数、化学指示物，所得数据、指示物的显示与规定灭菌参数一致时，灭菌物品方可放行。

8.2.2 灭菌周期的各种监测或参数不合格时不应放行，应查找灭菌失败原因，重新调整后再进行物理、化学监测，合格后灭菌器方可再次使用，必要时做生物监测，并应记录全过程。

9 器械储存

9.1 储存区应配备物品存放柜（架）或存放车，并应每周对其进行清洁消毒。并注意以下事项：

　　a）灭菌物品和消毒物品应分开放置，并有明显标识；

　　b）采用灭菌包装的无菌物品储存有效期见表 1；

表 1　包装材料无菌有效期

包装类型	纺织材料和牙科器械盒	一次性纸袋	一次性皱纹纸和医用无纺布	一次性纸塑袋
有效期 /d	7	30	180	180

　　c）裸露灭菌及一般容器包装的高度危险口腔器械灭菌后应立即使用，最长不超过 4 小时；

　　d）中、低度危险口腔器械消毒或灭菌后置于清洁干燥的容器内保存，保存时间不宜超过 7 天。

9.2 储存室内环境应符合 GB 15982 要求。

附　录　A

（规范性附录）

培训内容与管理要求

A.1 医疗机构应为消毒灭菌人员提供参加技术培训机会，培训应有文字记录或证明。

A.2 专兼职消毒灭菌工作人员，每年应至少参加消毒灭菌专业技术培训 1 次。

A.3 培训内容应包括《传染病防治法》、《医院感染管理办法》、WS/T 367、职业暴露的预防等相关知识和表 A.1 所列培训内容和本标准内容。

表 A.1　消毒灭菌人员培训内容

类别	培训内容
回收清洗	污染器械的安全回收；器械去污和清洁；清洗设备使用；清洗方法选择；个人防护用品的正确使用
消毒与监测	消毒方法的选择；消毒药液的配比；消毒设备的使用；消毒效果的监测
消毒、灭菌前准备	清洗后器械的检查；器械保养方法的选择；待灭菌物品包装的选择；灭菌前质量检查
灭菌与监测	灭菌器使用；灭菌物品装载；灭菌程序选择；物理监测方法；化学监测方法；生物监测方法；各类监测的周期；监测结果判定；灭菌后放行标准
储存	储存条件与有效期
文件管理	灭菌监测记录；灭菌器维修保养及处理记录；各种记录保存时间

附　录　B
（规范性附录）
口腔器械危险程度分类与消毒、灭菌、储存要求

口腔器械危险程度分类与消毒、灭菌、储存见表 B.1。牙科手机灭菌后应清洁保存。

表 B.1　口腔器械危险程度分类与消毒、灭菌、储存

危险程度	口腔器械分类	消毒、灭菌水平	储存要求
高度危险	拔牙器械：拔牙钳、牙挺、牙龈分离器、牙根分离器、牙齿分离器、凿等	灭菌	无菌保存
	牙周器械：牙洁治器、刮治器、牙周探针、超声工作尖等		
	根管器具：根管扩大器、各类根管锉、各类根管扩孔钻、根管充填器等		
	手术器械：包括种植牙、牙周手术、牙槽外科手术用器械、种植牙用和拔牙用牙科手机等		
	其他器械：牙科车针、排龈器、刮匙、挖匙、电刀头等		
中度危险	检查器械：口镜、镊子、器械盘等	灭菌或高水平消毒	清洁保存
	正畸用器械：正畸钳、带环推子、取带环钳子、金冠剪等		
	修复用器械：去冠器、拆冠钳、印模托盘、垂直距离测量尺等		
	各类充填器；银汞合金输送器		
	其他器械：牙科手机注射器、研光器、吸唾器、用于舌、唇、颊的牵引器、三用枪头、成形器、开口器、金属反光板、拉钩、挂钩、口内 X 线片夹持器、橡皮障夹、橡皮障夹钳等		
低度危险	调刀：模型雕刻刀、钢调刀、蜡刀等	清洁保存	
	其他器械：橡皮调拌碗、橡皮障架、打孔器、牙锤、聚醚枪、卡尺、抛光布轮、技工钳等，中、低度水平消毒		

附　录　C
（规范性附录）
器械、器具和物品的清洗操作方法

C.1　手工清洗

C.1.1　操作程序

C.1.1.1　冲洗：将器械、器具和物品置于流动水下冲洗，初步去除污染物。

C.1.1.2　冲洗后，应用酶清洁剂或其他清洁剂浸泡后刷洗、擦洗。

C.1.1.3　漂洗：刷洗、擦洗后，再用流动水清洗。

C.1.2　注意事项

C.1.2.1　手工清洗时水温宜为 15 ～ 30℃。

C.1.2.2　去除干固的污渍宜先用酶清洁剂浸泡，浸泡时间和酶清洁剂使用液浓度参考生产厂家使用说明书，浸泡后再行刷洗或擦洗。

C.1.2.3　刷洗操作应在水面下进行，防止产生气溶胶。

C.1.2.4　管腔器械应用压力水枪冲洗，可拆卸部分应拆开后清洗。

C.1.2.5　应选用相匹配的刷洗用具、用品，避免器械磨损。

C.1.2.6　清洗用具、清洗池等应每日清洁和消毒。

C.2　超声清洗

C.2.1　操作程序

C.2.1.1　冲洗：流动水下冲洗器械，初步去除污染物。

C.2.1.2　洗涤：清洗器内注入清洗用水，并添加清洁剂。水温应 ≤ 45℃。应将器械放入篮筐中，浸没于水面下，管腔内注满水。

C.2.1.3　终末漂洗：使用流动水进行漂洗。

C.2.1.4　超声清洗操作，应遵循生产厂家的使用说明或指导手册。

C.2.2　注意事项

C.2.2.1　清洗时应盖好超声清洗机盖子，防止产生气溶胶。

C.2.2.2　应根据器械的不同材质选择相匹配的超声频率和时间。

C.2.2.3　牙科小器械使用超声清洗时宜配备专用网篮。

C.3　自动清洗消毒

C.3.1　适用于耐湿热物品的清洗和消毒，如玻璃调拌板、金属调拌刀、橡皮碗等。

C.3.2　根据器械的形状和特性选择适宜的清洗盛装架，精细和锐利器械应固定放置。

C.3.3　清洗消毒器用水应符合清洗设备说明书要求，预洗阶段水温不应高于 45℃。

C.3.4　消毒温度与时间应符合 WS 310.2 要求。

C.3.5　应定期检查设备的清洗消毒效果。

C.3.6　注意事项如下：

　　a) 可拆卸器械清洗时应拆开清洗，器械轴节应充分打开；

　　b) 选择不同清洗消毒程序时应注意确认消毒参数；

c）应定时检查清洁剂泵、管是否通畅。

附　录　D

（规范性附录）

牙科手机清洗、保养方法

D.1　牙科手机清洗保养原则

D.1.1　牙科手机应根据内部结构或功能选择适宜的清洗保养方法。

D.1.2　特殊用途牙科手机，应遵循生产厂家或供应商提供的使用说明进行清洗与保养。

D.2　牙科手机清洗方法

D.2.1　手工清洗方法

D.2.1.1　牙科手机使用后在带车针情况下使用牙科综合治疗台水、气系统冲洗牙科手机内部水路、气路 30 秒，如图 D.1。

D.2.1.2　将牙科手机从快接口或连线上卸下，取下车针，去除表面污染物，如图 D.2。

　　a）带光纤牙科手机可用气枪吹净光纤表面的颗粒和灰尘，擦净光纤表面污渍；

　　b）带螺纹的牙科手机表面可用软毛刷在流动水下清洗，如图 D.3。

D.2.1.3　使用压力罐装清洁润滑油清洁牙科手机进气孔管路，或使用压力水枪冲洗进气孔内部管路，然后使用压力气枪进行干燥。

D.2.1.4　注意事项如下：

　　a）使用压力罐装清洁润滑油过程中使用透明塑料袋或纸巾包住机头部，避免油雾播散，如图 D.4；

　　b）部件可拆的种植牙专用手机应拆开清洗；不可拆的种植牙专用手机可选用压力水枪进行内部管路清洗；

　　c）使用压力水枪清洗牙科手机后应尽快使用压力气枪进行内部气路的干燥，避免轴承损坏；

　　d）压力水枪和压力气枪的压力宜在 200～250kPa，不宜超过牙科手机使用说明书标注压力；

　　e）牙科手机不应浸泡在液体溶液内清洗；

　　f）使用罐装清洁润滑油清洁内部的过程中，如有污物从机头部位流出，应重复 D.2.1.3 操作直到无污油流出为止。

D.2.2　机械清洗方法

D.2.2.1　表面清洁应符合 D.2.1.2。

D.2.2.2　牙科手机放入机械清洗设备内，固定牙科手机，选择正确的清洗程序。

D.2.2.3　机械清洗设备内应配有牙科手机专用接口，其清洗水流、气流符合牙科手机的内部结构。

D.2.2.4　机械清洗设备用水宜选用去离子水、软水或蒸馏水。

D.2.2.5　注意事项如下：

　　a）电源马达不应使用机械清洗机清洗；

　　b）牙科手机清洗后内部管路应进行充分干燥；

　　c）牙科手机不宜选用超声波清洗；

　　d）牙科手机不宜与其他口腔器械同时清洗。

D.3 牙科手机保养

D.3.1 手工保养方法

D.3.1.1 用压力罐装润滑油连接相匹配的注油适配器或接头对牙科手机注入润滑油，如图 D.5。

D.3.1.2 牙科手机夹持器械的部位（卡盘或三瓣簧）应每日注油，如图 D.6。

D.3.1.3 内油路式牙科手机宜采用油脂笔对卡盘或三瓣簧和轴承进行润滑，图 D.7。

D.3.1.4 低速牙科弯机和牙科直机注油可参考以上注油方式（若适用），特殊注油方式应参考厂家或供应商使用说明书执行。

D.3.1.5 注意事项如下：

    a）清洁注油时应将注油接头与牙科手机注油部位同定，以保证注油效果；

    b）避免油雾播散应符合 D.2.1.4a）要求；

    c）选择压力罐装清洁润滑油对牙科手机进行清洁的可以不用再次注入润滑油。

D.3.2 机械保养方法

D.3.2.1 将牙科手机连接相匹配的注油适配器或接头后插入自动注油养护机内进行注油。

D.3.2.2 选择适宜的注油程序。

D.4 其他方法

    牙科手机可选择清洗注油灭菌一体机进行清洗、润滑保养。

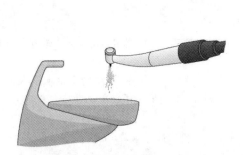

图 D.1 牙科手机内部冲洗

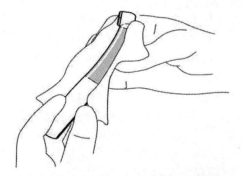

图 D.2 牙科手机表面清洁

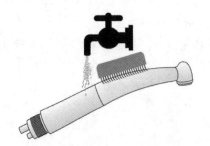

图 D.3 带螺纹牙科手机表面清洁

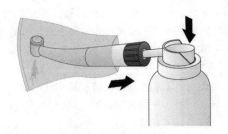

图 D.4 避免油雾播散

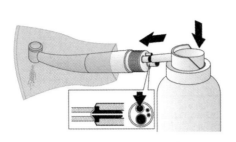
图 D.5　牙科手机手工注油

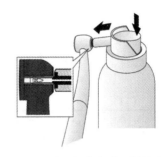
图 D.6　牙科手机卡盘或三瓣簧注油

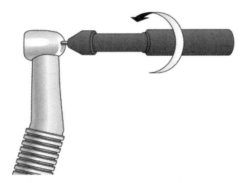
图 D.7　内油路式牙科手机油脂笔注油

附　录　E
（规范性附录）
小型灭菌器灭菌与监测要求

E.1　灭菌要求

E.1.1　灭菌周期

E.1.1.1　根据待灭菌物品的危险程度、负载范围选择灭菌周期。小型灭菌器周期见表 E.1。

E.1.1.2　不同分类的灭菌周期和相关的设置只能应用于指定类型物品的灭菌。对于特定负载的灭菌过程需要通过验证。

表 E.1　小型灭菌器灭菌周期

灭菌器周期	灭菌负载范围
B 类灭菌周期	用于所有包装的和无包装的实心负载、A 类空腔负载和多孔渗透负载的灭菌
N 类灭菌周期 [a]	用于无包装的实心负载的灭菌
S 类灭菌周期 [b]	用于制造商规定的特殊灭菌物品，包括无包装实心负载和至少以下一种情况：多孔渗透性物品、小量多孔渗透性条状物、A 类空腔负载、B 类空腔负载、单层包装物品和多层包装物品
[a] N 类灭菌周期不能用于牙科手机等管腔类器械的灭菌	
[b] S 类灭菌周期应有生产厂或供应商提供可灭菌口腔器械的类型、灭菌验证方法	

E.1.2 灭菌参数

灭菌参数见表 E.2。

其使用中温度上限、相对压力波动范围可参考小型灭菌器使用说明书。

表 E.2 灭菌参数

温度 /℃	最短灭菌时间 / 分钟	相对压力 /kPa
121	15	103.6
132	4	185.4
134	3	202.8
注：相对压力一般指表压，是测量系统相对于大气压的压力值。		

E.1.3 灭菌前准备

E.1.3.1 每日设备运行前应进行安全检查，包括：压力表处于"零"的位置；记录打印装置处于备用状态；灭菌柜门密封罔平整无松懈；柜门安全锁扣能够灵活开、关；柜内冷凝水排出口通畅；电源、水源等连接妥当。

E.1.3.2 打开电源，开机预热，选择相应灭菌周期。

E.1.3.3 灭菌器用水应符合 YY0646 要求。

E.1.4 灭菌装载

E.1.4.1 灭菌物品不能超过该灭菌器最大装载量。

E.1.4.2 灭菌器应配有灭菌架或托盘，托盘应有足够的孔隙使蒸汽穿透。

E.1.4.3 使用灭菌架摆放包装类灭菌物品，物品间应留有一定的间隙。

E.1.4.4 使用托盘摆放纸塑包装器械和无包装器械应单层摆放，不可重叠。

E.1.4.5 配套使用器械应分开灭菌，如牙科手机与车针、电动牙洁治器手柄与工作尖等。

E.1.4.6 待灭菌物品应干燥后装入灭菌器内。

E.1.5 灭菌器维护

E.1.5.1 应根据生产厂家或供应商提供的使用说明对灭菌器进行维护。

E.1.5.2 灭菌器操作人员应对灭菌器进行日常维护，包括检查灭菌门密封罔、排放滤网、灭菌舱内外表面的清洁、更换记录器打印纸等。

E.1.5.3 灭菌器调试或更换消耗性的部件，如记录装置、过滤器、蒸汽阀、排水管、密封阀等应由经过专业培训的人员进行维护。

E.1.5.4 灭菌器使用满 12 个月或使用中出现故障时应由专业人员进行全面维护。

E.1.5.5 灭菌器的日常维护、年度维护、维修或调试均应形成文字记录。

E.2 灭菌器监测要求

E.2.1 物理参数监测

E.2.1.1 每一灭菌周期应监测物理参数，并记录工艺变量。

E.2.1.2 工艺变量及变化曲线应由灭菌器自动监控，并打印。

E.2.1.3 工艺变量结果应符合附录 E 中表 E.2 灭菌参数要求。

E.2.2 化学监测

E.2.2.1 每个灭菌周期应进行化学监测，并记录监测结果。

E.2.2.2 化学监测应将包内化学指示物放置在常用的、有代表性的灭菌包或盒内，置于灭菌器最难灭菌的部位。裸露灭菌的实心器械可将包内化学指示物放于器械旁进行监测。空腔器械可选择化学 PCD 进行监测。

E.2.2.3 应通过观察化学指示物颜色变化，判定是否暴露于灭菌工艺变量或达到灭菌要求。

E.2.3 生物监测

E.2.3.1 生物监测包应选择灭菌器常用的、有代表性的灭菌包制作，或使用生物 PCD，置于灭菌器最难灭菌的部位，且灭菌器应处于满载状态。

E.2.3.2 使用中的灭菌器应每月进行生物监测。

E.2.3.3 生物监测方法和结果判断应符合 WS 310.3 标准要求。

E.2.4 注意事项

E.2.4.1 小型灭菌器每使用满 12 个月或维修后应同时进行物理监测、化学监测和生物监测，合格后灭菌器方可正常使用。

E.2.4.2 小型灭菌器新安装或更换主要部件时应进行灭菌性能确认，验证方法应符合国家相关要求。

附 录 F

（资料性附录）

灭菌器灭菌周期运行记录表

灭菌器灭菌周期运行记录见表 F.1。

表 F.1 灭菌周期运行记录表

灭菌日期： 年 月 日	灭菌器标识（编号）：		灭菌周期：B 类□ S 类□ N 类□	灭菌锅次：第 锅
化学监测：合格□ 不合格□ 未测□	生物监测：合格□ 不合格□ 未测□		其他监测 a： 合格□ 不合格□	
工艺变量监测（物理参数）：合格□ 不合格□ 自动打印工艺变量粘贴处（灭菌压力、温度、时间）				
灭菌装载物说明 b 或编号 c：				
确定监测数据：灭菌物品放行 □			放行人员签名：	
a 注明监测方法。 b 注明灭菌的包装类型、主要器械名称。如纸塑包装类器械、多孔布包、器械盒等。 c 如牙科手机为 01，牙科小器械为 02 等。				

附录（三）

WS 507—2016

软式内镜清洗消毒技术规范

1 范围

本标准规定了软式内镜清洗消毒相关的管理要求、布局及设施、设备要求、清洗消毒操作规程、监测与记录等内容。

本标准适用于开展软式内镜诊疗工作的医疗机构。

注：本标准中的"内镜"系指软式内镜。

2 规范性引用文件

下列文件对于本文件的应用是必不可少的。凡是注日期的引用文件，仅注日期的版本适用于本文件。凡是不注日期的引用文件，其最新版本（包括所有的修改单）适用于本文件。

GB 5749　生活饮用水卫生标准

GB 15982　医院消毒卫生标准

GB 28234　酸性氧化电位水生成器安全与卫生标准

GB 30689　内镜自动清洗消毒机卫生要求

WS/T 311　医院隔离技术规范

WS/T 313　医务人员手卫生规范

WS/T 367　医疗机构消毒技术规范

3 术语和定义

下列术语和定义适用于本文件。

3.1

软式内镜 flexible endoscope

用于疾病诊断、治疗的可弯曲的内镜。

3.2

清洗 cleaning

使用清洗液去除附着于内镜的污染物的过程。

3.3

漂洗 tinsing

用流动水冲洗清洗后内镜上残留物的过程。

3.4

终末漂洗 final rinsing

用纯化水或无菌水对消毒后的内镜进行最终漂洗的过程。

3.5

清洗液 cleaning solution

按照产品说明书，将医用清洗剂加入适量的水配制成使用浓度的液体。

4 管理要求

4.1 医疗机构的管理要求

4.1.1 有条件的医院宜建立集中的内镜诊疗中心（室），负责内镜诊疗及清洗消毒工作。

4.1.2 内镜的清洗消毒也可由消毒供应中心负责，遵循本标准开展工作。

4.1.3 应将内镜清洗消毒工作纳入医疗质量管理，制定和完善内镜诊疗中心（室）医院感染管理和内镜清洗消毒的各项规章制度并落实，加强监测。

4.1.4 护理管理、人事管理、医院感染管理、设备及后勤管理等部门，应在各自职权范围内，对内镜诊疗中心（室）的管理履行以下职责：

 a）根据工作量合理配置内镜诊疗中心（室）的工作人员；

 b）落实岗位培训制度。将内镜清洗消毒专业知识和相关医院感染预防与控制知识纳入内镜诊疗中心（室）人员的继续教育计划；

 c）对内镜诊疗中心（室）清洗、消毒、灭菌工作和质量监测进行指导和监督，定期进行检查与评价；

 d）发生可疑内镜相关感染时，组织、协调内镜诊疗中心（室）和相关部门进行调查分析，提出改进措施；

 e）对内镜诊疗中心（室）新建、改建与扩建的设计方案进行卫生学审议；对清洗、消毒与灭菌设备的配置与质量指标提出意见；

 f）负责设备购置的审核（合格证、技术参数）；建立对厂家设备安装、检修的质量审核、验收制度；专人负责内镜诊疗中心（室）设备的维护和定期检修，并建立设备档案；

 g）保障内镜诊疗中心（室）的水、电、压缩空气的供给和质量，定期进行设施、管道的维护和检修。

4.2 内镜诊疗中心（室）的管理要求

4.2.1 应建立健全岗位职责、清洗消毒操作规程、质量管理、监测、设备管理、器械管理、职业安全防护、继续教育和培训等管理制度和突发事件的应急预案。

4.2.2 应有相对固定的专人从事内镜清洗消毒工作，其数量与本单位的工作量相匹配。

4.2.3 应指定专人负责质量监测工作。

4.2.4 工作人员进行内镜诊疗或者清洗消毒时，应遵循标准预防原则和WS/T 311的要求做好个人防护，穿戴必要的防护用品。不同区域人员防护着装要求见附录A。

4.2.5 内镜诊疗中心（室）的工作人员应接受与其岗位职责相应的岗位培训和继续教育，正确掌握以下知识与技能：

 a）内镜及附件的清洗、消毒、灭菌的知识与技能；

 b）内镜构造及保养知识；

 c）清洗剂、消毒剂及清洗消毒设备的使用方法；

 d）标准预防及职业安全防护原则和方法；

 e）医院感染预防与控制的相关知识。

5 布局及设施、设备要求

5.1 基本要求

5.1.1 内镜诊疗中心（室）应设立办公区、患者候诊室（区）、诊疗室（区）、清洗消毒室（区）、内镜与附件储存库（柜）等，其面积应与工作需要相匹配。

5.1.2 应根据开展的内镜诊疗项目设置相应的诊疗室。

5.1.3 不同系统（如呼吸、消化系统）软式内镜的诊疗工作应分室进行。

5.2 内镜诊疗室

5.2.1 诊疗室内的每个诊疗单位应包括诊查床 1 张、主机（含显示器）、吸引器、治疗车等。

5.2.2 软式内镜及附件数量应与诊疗工作量相匹配。

5.2.3 灭菌内镜的诊疗环境至少应达到非洁净手术室的要求。

5.2.4 应配备手卫生装置，采用非手触式水龙头。

5.2.5 应配备口罩、帽子、手套、护目镜或防护面罩等。

5.2.6 注水瓶内的用水应为无菌水，每天更换。

5.2.7 宜采用全浸泡式内镜。

5.2.8 宜使用一次性吸引管。

5.3 清洗消毒室

5.3.1 应独立设置。

5.3.2 应保持通风良好。

5.3.3 如采用机械通风，宜采取"上送下排"方式，换气次数宜 ≥ 10 次 / 小时，最小新风量宜达到 2 次 / 小时。

5.3.4 清洗消毒流程应做到由污到洁，应将操作规程以文字或图片方式在清洗消毒室适当的位置张贴。

5.3.5 不同系统（如呼吸、消化系统）软式内镜的清洗槽、内镜自动清洗消毒机应分开设置和使用。

5.3.6 应配有以下设施、设备：
    a) 清洗槽。手工清洗消毒操作还应配备漂洗槽、消毒槽、终末漂洗槽；
    b) 全管道灌流器；
    c) 各种内镜专用刷；
    d) 压力水枪；
    e) 压力气枪；
    f) 测漏仪器；
    g) 计时器；
    h) 内镜及附件运送容器；
    i) 低纤维絮且质地柔软的擦拭布、垫巾；
    j) 手卫生装置，采用非手触式水龙头。

5.3.7 宜配备动力泵（与全管道灌流器配合使用）、超声波清洗器。

5.3.8 宜配备内镜自动清洗消毒机。

5.3.9 内镜自动清洗消毒机相关要求应符合 GB 30689 的规定，主要包括：
    a) 应具备清洗、消毒、漂洗、自身消毒功能；
    b) 宜具备测漏、水过滤、干燥、数据打印等功能。

5.3.10 灭菌设备：用于内镜灭菌的低温灭菌设备应符合国家相关规定。

5.3.11 清洗消毒室的耗材应满足以下要求：
    a) 水：应有自来水、纯化水、无菌水。自来水水质应符合 GB 5749 的规定。纯化水应符合 GB 5749 的规定，并应保证细菌总数 ≤ 10cfu/100ml；生产纯化水所使用的滤膜孔径应 ≤ 0.2μm，并定期更换。无菌水为经过灭菌工艺处理的水。必要时对纯化水或无菌水进行微生物学检测。
    b) 压缩空气：应为清洁压缩空气。
    c) 医用清洗剂应满足以下要求：
    1) 应选择适用于软式内镜的低泡医用清洗剂；
    2) 可根据需要选择特殊用途的医用清洗剂，如具有去除生物膜作用的医用清洗剂。

d）医用润滑剂：应为水溶性，与人体组织有较好的相容性，不影响灭菌介质的穿透性和器械的机械性能。

e）消毒剂应满足以下要求：

1）应适用于内镜且符合国家相关规定，并对内镜腐蚀性较低；

2）可选用邻苯二甲醛、戊二醛、过氧乙酸、二氧化氯、酸性氧化电位水、复方含氯消毒剂，也可选用其他消毒剂；

3）部分消毒剂使用方法见附录 B；

4）酸性氧化电位水应符合 GB 28234 的规定。

f）灭菌剂应满足以下要求：

1）应适用于内镜且符合国家相关规定，并对内镜腐蚀性较低；

2）可选用戊二醛、过氧乙酸，也可选用其他灭菌剂；

3）部分灭菌剂使用方法见附录 B。

g）消毒剂浓度测试纸：应符合国家相关规定。

h）干燥剂：应配备 75%～95% 乙醇或异丙醇。

5.3.12 个人防护用品：应配备防水围裙或防水隔离衣、医用外科口罩、护目镜或防护面罩、帽子、手套、专用鞋等。

5.4 内镜与附件储存库（柜）

内表面应光滑、无缝隙，便于清洁和消毒，与附件储存库（柜）应通风良好，保持干燥。

6 清洗消毒操作规程

6.1 基本原则

6.1.1 所有软式内镜每次使用后均应进行彻底清洗和高水平消毒或灭菌。

6.1.2 软式内镜及重复使用的附件、诊疗用品应遵循以下原则进行分类处理：

a）进入人体无菌组织、器官，或接触破损皮肤、破损黏膜的软式内镜及附件应进行灭菌；

b）与完整黏膜相接触，而不进入人体无菌组织、器官，也不接触破损皮肤、破损黏膜的软式内镜及附属物品、器具，应进行高水平消毒；

c）与完整皮肤接触而不与黏膜接触的用品宜低水平消毒或清洁。

6.1.3 内镜清洗消毒应遵循以下流程（图 1）。

6.1.4 注意事项如下：

a）内镜使用后应按以下要求测漏：

1）宜每次清洗前测漏；

2）条件不允许时，应至少每天测漏 1 次。

b）内镜消毒或灭菌前应进行彻底清洗。

c）清洗剂和消毒剂的作用时间应遵循产品说明书。确诊或疑似分枝杆菌感染患者使用过的内镜及附件，其消毒时间应遵循产品的使用说明。

d）消毒后的内镜应采用纯化水或无菌水进行终末漂洗，采用浸泡灭菌的内镜应采用无菌水进行终末漂洗。

e）内镜应储存于清洁、干燥的环境中。

f）每日诊疗工作开始前，应对当日拟使用的消毒类内镜进行再次消毒、终末漂洗、干燥后，方可用于患者诊疗。

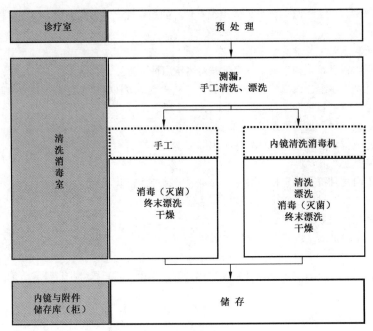

图1 软式内镜清洗消毒流程

6.2 手工操作流程

6.2.1 预处理流程如下：

a) 内镜从患者体内取出后，在与光源和视频处理器拆离之前，应立即用含有清洗液的湿巾或湿纱布擦去外表面污物，擦拭用品应一次性使用；

b) 反复送气与送水至少10秒；

c) 将内镜的先端置入装有清洗液的容器中，启动吸引功能，抽吸清洗液直至其流入吸引管；

d) 盖好内镜防水盖；

e) 放入运送容器，送至清洗消毒室。

6.2.2 测漏流程如下：

a) 取下各类按钮和阀门；

b) 连接好测漏装置，并注入压力；

c) 将内镜全浸没于水中，使用注射器向各个管道注水，以排出管道内气体；

d) 首先向各个方向弯曲内镜先端，观察有无气泡冒出；再观察插入部、操作部、连接部等部分是否有气泡冒出；

e) 如发现渗漏，应及时保修送检；

f) 测漏情况应有记录；

g) 也可采用其他有效的测漏方法。

6.2.3 清洗流程如下：

a) 在清洗槽内配制清洗液，将内镜、按钮和阀门完全浸没于清洗液中；

b) 用擦拭布反复擦洗镜身，应重点擦洗插入部和操作部。擦拭布应一用一更换；

c) 刷洗软式内镜的所有管道，刷洗时应两头见刷头，并洗净刷头上的污物；反复刷洗至没有可见污染物；

d) 连接全管道灌流器，使用动力泵或注射器将各管道内充满清洗液，浸泡时间应遵循产品说明书；

e）刷洗按钮和阀门，适合超声清洗的按钮和阀门应遵循生产厂家的使用说明进行超声清洗；

f）每清洗 1 条内镜后清洗液应更换；

g）将清洗刷清洗干净，高水平消毒后备用。

6.2.4 漂洗流程如下：

a）将清洗后的内镜连同全管道灌流器、按钮、阀门移入漂洗槽内；

b）使用动力泵或压力水枪充分冲洗内镜各管道至无清洗液残留；

c）用流动水冲洗内镜的外表面、按钮和阀门；

d）使用动力泵或压力气枪向各管道充气至少 30 秒，去除管道内的水分；

e）用擦拭布擦干内镜外表面、按钮和阀门，擦拭布应一用一更换。

6.2.5 消毒（灭菌）流程如下：

a）将内镜连同全管道灌流器，以及按钮、阀门移入消毒槽，并全部浸没于消毒液中；

b）使用动力泵或注射器，将各管道内充满消毒液，消毒方式和时间应遵循产品说明书；

c）更换手套，向各管道至少充气 30 秒，去除管道内的消毒液；

d）使用灭菌设备对软式内镜灭菌时，应遵循设备使用说明书。

6.2.6 终末漂洗流程如下：

a）将内镜连同全管道灌流器，以及按钮、阀门移入终末漂洗槽；

b）使用动力泵或压力水枪，用纯化水或无菌水冲洗内镜各管道至少 2 分钟，直至无消毒剂残留；

c）用纯化水或无菌水冲洗内镜的外表面、按钮和阀门；

d）采用浸泡灭菌的内镜应在专用终末漂洗槽内使用无菌水进行终末漂洗；

e）取下全管道灌流器。

6.2.7 干燥流程如下：

a）将内镜、按钮和阀门置于铺设无菌巾的专用干燥台。无菌巾应每 4 小时更换 1 次。

b）用 75%～95% 乙醇或异丙醇灌注所有管道。

c）使用压力气枪，用洁净压缩空气向所有管道充气至少 30 秒，至其完全干燥。

d）用无菌擦拭布、压力气枪干燥内镜外表面、按钮和阀门。

e）安装按钮和阀门。

6.3 内镜清洗消毒机操作流程

6.3.1 使用内镜清洗消毒机前应先遵循 6.2.1、6.2.2、6.2.3、6.2.4 的规定对内镜进行预处理、测漏、清洗和漂洗。

6.3.2 清洗和漂洗可在同一清洗槽内进行。

6.3.3 内镜清洗消毒机的使用应遵循产品使用说明。

6.3.4 无干燥功能的内镜清洗消毒机，应遵循 6.2.7 的规定进行干燥。

6.4 复用附件的清洗消毒与灭菌

6.4.1 附件使用后应及时浸泡在清洗液里或使用保湿剂保湿，如为管腔类附件应向管腔内注入清洗液。

6.4.2 附件的内外表面及关节处应仔细刷洗，直至无可见污染物。

6.4.3 采用超声清洗的附件，应遵循附件的产品说明书使用医用清洗剂进行超声清洗。清洗后用流动水漂洗干净，干燥。

6.4.4 附件的润滑应遵循生产厂家的使用说明。

6.4.5 根据 6.1.2 选择消毒或灭菌方法：

a）耐湿、耐热附件的消毒：

1）可选用热力消毒，也可采用消毒剂进行消毒；

2）消毒剂的使用方法应遵循产品说明书；

3）使用消毒剂消毒后，应采用纯化水或无菌水漂洗干净，干燥备用。

b）耐湿、耐热附件的灭菌首选压力蒸汽灭菌；不耐热的附件应采用低温灭菌设备或化学灭菌剂浸泡灭菌，采用化学灭菌剂浸泡灭菌后应使用无菌水漂洗干净，干燥备用。

6.5 储存

6.5.1 内镜干燥后应储存于内镜与附件储存库（柜）内，镜体应悬挂，弯角固定钮应置于自由位，并将取下的各类按钮和阀门单独储存。

6.5.2 内镜与附件储存库（柜）应每周清洁消毒1次，遇污染时应随时清洁消毒。

6.5.3 灭菌后的内镜、附件及相关物品应遵循无菌物品储存要求进行储存。

6.6 设施、设备及环境的清洁消毒

6.6.1 每日清洗消毒工作结束，应对清洗槽、漂洗槽等彻底刷洗，并采用含氯消毒剂、过氧乙酸或其他符合国家相关规定的消毒剂进行消毒。

6.6.2 每次更换消毒剂时，应彻底刷洗消毒槽。

6.6.3 每日诊疗及清洗消毒工作结束后，应对内镜诊疗中心（室）的环境进行清洁和消毒处理。

7 监测与记录

7.1 内镜清洗质量监测

7.1.1 应采用目测方法对每件内镜及其附件进行检查。内镜及其附件的表面应清洁、无污渍。清洗质量不合格的，应重新处理。

7.1.2 可采用蛋白残留测定、ATP生物荧光测定等方法，定期监测内镜的清洗效果。

7.2 使用中的消毒剂或灭菌剂监测

7.2.1 浓度监测

7.2.1.1 应遵循产品使用说明书进行浓度监测。

7.2.1.2 产品说明书未写明浓度监测频率的，一次性使用的消毒剂或灭菌剂应每批次进行浓度监测；重复使用的消毒剂或灭菌剂配制后应测定一次浓度，每次使用前进行监测；消毒内镜数量达到规定数量的一半后，应在每条内镜消毒前进行测定。

7.2.1.3 酸性氧化电位水应在每次使用前，应在使用现场酸性氧化电位水出水口处，分别测定pH和有效氯浓度。

7.2.2 染菌量监测

每季度应监测1次，监测方法应遵循WS/T 367的规定。

7.3 内镜消毒质量监测

7.3.1 消毒内镜应每季度进行生物学监测。监测采用轮换抽检的方式，每次按25%的比例抽检。内镜数量少于等于5条的，应每次全部监测；多于5条的，每次监测数量应不低于5条。

7.3.2 监测方法应遵循GB 15982的规定，消毒合格标准：菌落总数≤20cfu/件。

7.3.3 当怀疑医院感染与内镜诊疗操作相关时，应进行致病性微生物检测，方法应遵循GB 15982的规定。

7.4 内镜清洗消毒机的监测

7.4.1 内镜清洗消毒机新安装或维修后，应对清洗消毒后的内镜进行生物学监测，监测合格后方可

使用。

7.4.2 内镜清洗消毒机的其他监测，应遵循国家的有关规定。

7.5 手卫生和环境消毒质量监测

7.5.1 每季度应对医务人员手消毒效果进行监测，监测方法应遵循 WS/T 313 的规定。

7.5.2 每季度应对诊疗室、清洗消毒室的环境消毒效果进行监测，监测方法应遵循 WS/T 367 的规定。

7.6 质量控制过程的记录与可追溯要求

7.6.1 应记录每条内镜的使用及清洗消毒情况，包括诊疗日期、患者标识与内镜编号（均应具唯一性）、清洗消毒的起止时间及操作人员姓名等。

7.6.2 应记录使用中消毒剂浓度及染菌量的监测结果。

7.6.3 应记录内镜的生物学监测结果。

7.6.4 宜留存内镜清洗消毒机运行参数打印资料。

7.6.5 应记录手卫生和环境消毒质量监测结果。

7.6.6 记录应具有可追溯性，消毒剂浓度监测记录的保存期应 ≥ 6 个月，其他监测资料的保存期应 ≥ 3 年。

附 录 A

（规范性附录）

内镜诊疗中心（室）不同区域人员防护着装要求

内镜诊疗中心（室）不同区域人员防护着装要求见表 A.1。

表 A.1 内镜诊疗中心（室）不同区域人员防护着装要求

区域	防护着装						
	工作服	手术帽	口罩	手套	护目镜或面罩	防水围裙或防水隔离衣	专用鞋
诊疗室	✓	✓	✓	✓	△		
清洗消毒室	✓	✓	✓	✓	✓	✓	✓
注：✓应使用，△宜使用。							

附 录 B

（规范性附录）

部分消毒（灭菌）剂使用方法

部分消毒（灭菌）剂使用方法见表 B.1。

表 B.1 部分消毒（灭菌）剂使用方法

消毒（灭菌）剂	高水平消毒及灭菌参数	使用方式	注意事项
邻苯二甲醛（OPA）	浓度：0.55%（0.5%～0.6%） 时间：消毒 ≥ 5 分钟	1. 内镜清洗消毒机。 2. 手工操作：消毒液应注满各管道，浸泡消毒	1. 易使衣服、皮肤、仪器等染色。 2. 接触蒸气可能刺激呼吸道和眼睛

续表

消毒（灭菌）剂	高水平消毒及灭菌参数	使用方式	注意事项
戊二醛（GA）	浓度：≥2%（碱性） 时间：支气管镜消毒浸泡时间≥20分钟；其他内镜消毒≥10分钟；结核杆菌、其他分枝杆菌等特殊感染患者使用后的内镜浸泡≥45分钟；灭菌≥10小时	1. 内镜清洗消毒机。 2. 手工操作：消毒液应注满各管道，浸泡消毒	1. 对皮肤、眼睛和呼吸道具有致敏性和刺激性，并能引发皮炎、结膜炎、鼻腔发炎及职业性哮喘，宜在内镜清洗消毒机中使用。 2. 易在内镜及清洗消毒设备上形成硬结物质
过氧乙酸（PAA）	浓度：0.2%～0.35%（体积分数） 时间：消毒≥5分钟，灭菌≥10分钟	内镜清洗消毒机	对皮肤、眼睛和呼吸道有刺激性
二氧化氯	浓度：100～500mg/L 时间：消毒3～5分钟	1. 内镜清洗消毒机。 2. 手工操作：消毒液应注满各管道，浸泡消毒	活化率低时产生较大刺激性气味，宜在内镜清洗消毒机中使用
酸性氧化电位水（AEOW）	主要指标： 有效氯浓度60mg/L±10mg/L，pH 2.0～3.0； 氧化还原电位≥1100mV； 残留氯离子<100mg/L。 时间：消毒3～5分钟	1. 酸性氧化电位水内镜清洗消毒机。 2. 手工操作：使用专用连接器将酸性氧化电位水出水口与内镜各孔道连接，流动浸泡消毒	1. 在存在有机物质的情况下，消毒效果会急剧下降，消毒前清洗应彻底。尤其对污染严重、不易清洗的内镜（如肠镜等），应增加刷洗次数，延长清洗时间，保证清洗质量。 2. 应采用流动浸泡方式消毒。 3. 消毒后纯化水或无菌水冲洗30秒

注1：表中所列的消毒（灭菌）剂，其具体使用条件与注意事项等遵循产品使用说明书。
注2：表中未列明的同类或其他消毒（灭菌）剂，其使用方式与注意事项等遵循产品使用说明书。

附录（四）

医院消毒供应中心
第1部分：管理规范

1 范围

　　WS 310 的本部分规定了医院消毒供应中心（central sterile supply department，CSSD，）管理要求、基本原则、人员要求、建筑要求、设备设施、耗材要求及水与蒸汽质量要求。

　　本部分适用于医院和为医院提供消毒灭菌服务的消毒服务机构。

2 规范性引用文件

　　下列文件对于本文件的应用是必不可少的。凡是注日期的引用文件，仅注日期的版本适用于本文件。凡是不注日期的引用文件，其最新版本（包括所有的修改单）适用于本文件。

　　GB 5749　生活饮用水卫生标准

　　GB/T 19633　最终灭菌医疗器械的包装

　　GBZ 2.1　工作场所有害因素职业接触限制　第1部分：化学有害因素

　　WS 3 10.2　医院消毒供应中心　第2部分：清洗消毒及灭菌技术操作规范

　　WS 3 10.3　医院消毒供应中心　第3部分：清洗消毒及灭菌效果监测标准

　　WS/T 367　医疗机构消毒技术规范

　　YY/T 0698.2　最终灭菌医疗器械包装材料　第2部分：灭菌包裹材料要求和试验方法

　　YY/T 0698.4　最终灭菌医疗器械包装材料　第4部分：纸袋要求和试验方法

　　YY/T 0698.5　最终灭菌医疗器械包装材料　第5部分：透气材料与塑料膜组成的可密封组合袋和卷材要求和试验方法

　　YY/T 0698.8　最终灭菌医疗器械包装材料　第8部分：蒸汽灭菌器用重复性使用灭菌容器要求和试验方法

3 术语和定义

　　WS 310.2、WS 310.3 界定的以及下列术语和定义适用于本文件。

3.1

消毒供应中心　tentral sterile supply department，CSSD

医院内承担各科室所有重复使用诊疗器械、器具和物品清洗、消毒、灭菌以及无菌物品供应的部门。

3.2

CSSD 集中管理　central management

CSSD 面积满足需求，重复使用的诊疗器械、器具和物品回收至 CSSD 集中进行清洗、消毒或灭菌的管理方式；如院区分散、CSSD 分别设置，或现有 CSSD 面积受限，已在手术室设置清洗消毒区域的医院，其清洗、消毒或灭菌工作集中吐 t CSSD 统一管理，依据 WS 310.1 ～ WS 310.3 进行规范处置的也属集中管理。

3.3

去污区　decontamination area

CSSD 内对重复使用的诊疗器械、器具和物品，进行回收、分类、清洗、消毒（包括运送器具的清洗消毒等）的区域，为污染区域。

3.4

检查包装及灭菌区 inspection，packing and sterilization area

CSSD 内对去污后的诊疗器械、器具和物品，进行检查、装配、包装及灭菌（包括敷料制作等）的区域，为清洁区域。

3.5

无菌物品存放区 sterile storage area

CSSD 内存放、保管、发放无菌物品的区域，为清洁区域。

3.6

去污 decontamination

去除被处理物品上的有机物、无机物和微生物的过程。

3.7

植入物 implant

放置于外科操作形成的或者生理存在的体腔中，留存时间为 30 天或者以上的可植入性医疗器械。

注：本标准特指非无菌、需要医院进行清洗消毒与灭菌的植入性医疗器械。

3.8

外来医疗器械 loaner

由器械供应商租借给医院可重复使用，主要用于与植入物相关手术的器械。

4 管理要求

4.1 医院

4.1.1 应采取集中管理的方式，对所有需要消毒或灭菌后重复使用的诊疗器械、器具和物品由 CSSD 负责回收、清洗、消毒、灭菌和供应。

4.1.2 内镜、口腔器械的清洗消毒，可以依据国家相关标准进行处理，也可集中由 CSSD 统一清洗、消毒和（或）灭菌。

4.1.3 CSSD 应在院领导或相关职能部门的直接领导下开展工作。

4.1.4 应将 CSSD 纳入本机构的建设规划，使之与本机构的规模、任务和发展规划相适应；应将消毒供应工作管理纳入医疗质量管理，保障医疗安全。

4.1.5 宜将 CSSD 纳入本机构信息化建设规划，采用数字化信息系统对 CSSD 进行管理。CSSD 信息系统基本要求参见附录 A。

4.1.6 医院对植入物与外来医疗器械的处置及管理应符合以下要求：

    a）应以制度明确相关职能部门、临床科室、手术室、CSSD 在植入物与外来医疗器械的管理、交接和清洗、消毒、灭菌及提前放行过程中的责任。

    b）使用前应由本院 CSSD（或依据 4.1.8 规定与本院签约的消毒服务机构）遵照 WS 310.2 和 WS 310.3 的规定清洗、消毒、灭菌与监测；使用后应经 CSSD 清洗消毒方可交还。

    c）应与器械供应商签订协议，要求其做到：

    1）提供植入物与外来医疗器械的说明书（内容应包括清洗、消毒、包装、灭菌方法与参数）；

    2）应保证足够的处置时间，择期手术最晚应于术前日 15 时前将器械送达 CSSD，急诊手术应及时送达。

    d）应加强对 CSSD 人员关于植入物与外来医疗器械处置的培训。

4.1.7 鼓励符合要求并有条件医院的 CSSD 为附近医疗机构提供消毒供应服务。

4.1.8 采用其他医院或消毒服务机构提供消毒灭菌服务的医院，消毒供应管理应符合以下要求：

    a）应对提供服务的医院或消毒服务机构的资质（包括具有医疗机构执业许可证或工商营业执照，

并符合环保等有关部门管理规定）进行审核；

b）应对其CSSD分区、布局、设备设施、管理制度（含突发事件的应急预案）及诊疗器械回收、运输、清洗、消毒、灭菌操作流程等进行安全风险评估，签订协议，明确双方的职责；

c）应建立诊疗器械、器具和物品交接与质量检查及验收制度，并设专人负责；

d）应定期对其清洗、消毒、灭菌工作进行质量评价；

e）应及时向消毒服务机构反馈质量验收、评价及使用过程存在的问题，并要求落实改进措施。

4.2　相关部门管理职责与要求

4.2.1　应在主管院长领导下，在各自职权范围内，履行对CSSD的相应管理职责。

4.2.2　主管部门应履行以下职责：

a）会同相关部门，制订落实CSSD集中管理的方案与计划，研究、解决实施中的问题；

b）会同人事管理部门，根据CSSD的工作量合理调配工作人员；

c）负责CSSD清洗、消毒、包装、灭菌等工作的质量管理，制订质量指标，并进行检查与评价；

d）建立并落实对CSSD人员的岗位培训制度；将消毒供应专业知识、医院感染相关预防与控制知识及相关的法律、法规纳入CSSD人员的继续教育计划，并为其学习、交流创造条件。

4.2.3　护理管理、医院感染管理、设备及后勤管理等部门还应履行以下职责：

a）对CSSD清洗、消毒、灭菌工作和质量监测进行指导和监督，定期进行检查与评价；

b）发生可疑医疗器械所致的医源性感染时，组织、协调CSSD和相关部门进行调查分析，提出改进措施；

c）对CSSD新建、改建与扩建的设计方案进行卫生学审议；对清洗消毒与灭菌设备的配置与性能要求提出意见；

d）负责设备购置的审核（合格证、技术参数）；建立对厂家设备安装、检修的质量审核、验收制度；专人负责CSSD设备的维护和定期检修，并建立设备档案；

e）保证CSSD的水、电、压缩空气及蒸汽的供给和质量，定期进行设施、管道的维护和检修；

f）定期对CSSD所使用的各类数字仪表如压力表、温度表等进行校验，并记录备查。

4.2.4　物资供应、教育及科研等其他部门，应在CSSD主管院长或职能部门的协调下履行相关职责，保障CSSD的工作需要。

4.3　消毒供应中心

4.3.1　应建立健全岗位职责、操作规程、消毒隔离、质量管理、监测、设备管理、器械管理及职业安全防护等管理制度和突发事件的应急预案。

4.3.2　应建立植入物与外来医疗器械专岗负责制，人员应相对固定。

4.3.3　应建立质量管理追溯制度，完善质量控制过程的相关记录。

4.3.4　应定期对工作质量进行分析，落实持续改进。

4.3.5　应建立与相关科室的联系制度，并主要做好以下工作：

a）主动了解各科室专业特点、常见的医院感染及原因，掌握专用器械、用品的结构、材质特点和处理要点；

b）对科室关于灭菌物品的意见有调查、反馈、落实，并有记录。

5　基本原则

5.1　CSSD的清洗消毒及监测工作应符合WS 310.2和WS 310.3的规定。

5.2　诊疗器械、器具和物品使用后应及时清洗、消毒、灭菌，再处理应符合以下要求：

a）进入人体无菌组织、器官、腔隙，或接触人体破损的皮肤和黏膜的诊疗器械、器具和物品应进行灭菌；

b）接触完整皮肤、黏膜的诊疗器械、器具和物品应进行消毒；

c）被朊病毒、气性坏疽及突发原因不明的传染病病原体污染的诊疗器械、器具和物品，应执行 WS/T 367 的规定。

6 人员要求

6.1 医院应根据 CSSD 的工作量及各岗位需求，科学、合理配置具有执业资格的护士、消毒员和其他工作人员。

6.2 CSSD 的工作人员应当接受与其岗位职责相应的岗位培训，正确掌握以下知识与技能：

a）各类诊疗器械、器具和物品的清洗、消毒、灭菌的知识与技能；

b）相关清洗消毒、灭菌设备的操作规程；

c）职业安全防护原则和方法；

d）医院感染预防与控制的相关知识；

e）相关的法律、法规、标准、规范。

6.3 应建立 CSSD 工作人员的继续教育制度，根据专业进展，开展培训，更新知识。

7 建筑要求

7.1 基本原则

医院 CSSD 的新建、扩建和改建，应遵循医院感染预防与控制的原则，遵守国家法律法规对医院建筑和职业防护的相关要求，进行充分论证。

7.2 基本要求

7.2.1 CSSD 宜接近手术室、产房和临床科室，或与手术室之间有物品直接传递专用通道，不宜建在地下室或半地下室。

7.2.2 周围环境应清洁、无污染源，区域相对独立；内部通风、采光良好。

7.2.3 建筑面积应符合医院建设方面的有关规定并与医院的规模、性质、任务相适应，兼顾未来发展规划的需要。

7.2.4 建筑布局应分为辅助区域和工作区域。辅助区域包括工作人员更衣室、值班室、办公室、休息室、卫生间等。工作区域包括去污区、检查包装及灭菌区（含独立的敷料制备或包装问）和无菌物品存放区。

7.2.5 工作区域划分应遵循以下基本原则：

a）物品由污到洁，不交叉、不逆流；

b）空气流向由洁到污；采用机械通风的，去污区保持相对负压，检查包装及灭菌区保持相对正压。

7.2.6 工作区域温度、相对湿度、机械通风的换气次数宜符合表 1 要求；照明宜符合表 2 的要求。

表 1　工作区域温度、相对温度及机械通风换气次数要求

工作区域	温度 /℃	相对湿度 /%	换气次数 /（次 / 小时）
去污区	16～21	30～60	10
检查包装及灭菌区	20～23	30～60	10
无菌物品存放区	低于 24	低于 70	4～10

表 2　工作区域照明要求

工作面 / 功能	最低照度 lx	平均照度 lx	最高照度 lux
普通检查	500	750	1000
精细检查	1000	1500	2000
清洗池	500	750	1000
普通工作区域	200	300	500
无菌物品存放区域	200	300	500

7.2.7　工作区域中化学物质浓度应符合 GBZ 2.1 的要求。

7.2.8　工作区域设计与材料要求，应符合以下要求：

a）去污区、检查包装及灭菌区和无菌物品存放区之间应设实际屏障。

b）去污区与检查包装及灭菌区之间应设物品传递窗；并分别设人员出入缓冲间（带）。

c）缓冲间（带）应设洗手设施，采用非手触式水龙头开关。无菌物品存放区内不应设洗手池。

d）检查包装及灭菌区设专用洁具间的应采用封闭式设计。

e）工作区域的天花板、墙壁应无裂隙，不落尘，便于清洗和消毒；地面与墙面踢脚及所有阴角均应为弧形设计；电源插座应采用防水安全型；地面应防滑、易清洗、耐腐蚀；地漏应采用防返溢式；污水应集中至医院污水处理系统。

7.3　采用院外服务的要求

采用其他医院或消毒服务机构提供消毒灭菌服务的医院，应分别设污染器械收集暂存间及灭菌物品交接发放间。两房间应互不交叉、相对独立。

8　设备设施

8.1　清洗消毒设备及设施：医院应根据 CSSD 的规模、任务及工作量，合理配置清洗消毒设备及配套设施。设备设施应符合国家相关规定。

应配有污物回收器具、分类台、手工清洗池、压力水枪、压力气枪、超声清洗装置、干燥设备及相应清洗用品等。

应配备机械清洗消毒设备。

8.2　检查、包装设备：应配有器械检查台、包装台、器械柜、敷料柜、包装材料切割机、医用热封机、清洁物品装载设备及带光源放大镜、压力气枪、绝缘检测仪等。

8.3　灭菌设备及设施：应配有压力蒸汽灭菌器、无菌物品装、卸载设备等。根据需要配备灭菌蒸汽发生器、干热灭菌和低温灭菌及相应的监测设备。各类灭菌设备应符合国家相关标准，并设有配套的辅助设备。

8.4　应配有水处理设备。

8.5　储存、发放设施：应配备无菌物品存放设施及运送器具等。

8.6　宜在环氧乙烷、过氧化氢低温等离子、低温甲醛蒸汽灭菌等工作区域配置相应环境有害气体浓度超标报警器。

8.7　防护用品：根据工作岗位的不同需要，应配备相应的个人防护用品，包括圆帽、口罩、隔离衣或防水围裙、手套、专用鞋、护目镜、面罩等。去污区应配置洗眼装置。

9 耗材要求

9.1 医用清洗剂：应符合国家相关标准和规定。根据器械的材质、污染物种类，选择适宜的清洗剂，使用遵循厂家产品说明书。

9.2 碱性清洗剂：pH > 7.5，对各种有机物有较好的去除作用，对金属腐蚀性小，不会加快返锈的现象。

9.3 中性清洗剂：pH 6.5 ～ 7.5，对金属无腐蚀。

9.4 酸性清洗剂：pH < 6.5，对无机同体粒子有较好的溶解去除作用，对金属物品的腐蚀性小。

9.5 酶清洗剂：含酶的清洗剂，有较强的去污能力，能快速分解蛋白质等多种有机污染物。

9.6 消毒剂：应符合国家相关标准和规定，并对器械腐蚀性较低。

9.7 医用润滑剂：应为水溶性，与人体组织有较好的相容性。不应影响灭菌介质的穿透性和器械的机械性能。

9.8 包装材料：最终灭菌医疗器械包装材料应符合 GB/T 19633 的要求。皱纹纸、无纺布、纺织品还应符合 YY/T 0698.2 的要求；纸袋还应符合 YY/T 0698.4 的要求；纸塑袋还应符合 YY/T 0698.5 的要求；硬质容器还应符合 YY/T 0698.8 的要求。

普通棉布应为非漂白织物，除四边外不应有缝线，不应缝补；初次使用前应高温洗涤，脱脂去浆。开放式储槽不应用作无菌物品的最终灭菌包装材料。

9.9 消毒灭菌监测材料：应符合国家相关标准和规定，在有效期内使用。自制测试标准包应符合 WS/T 367 的相关要求。

10 水与蒸汽质量要求

10.1 清洗用水：应有自来水、热水、软水、经纯化的水供应。自来水水质应符合 GB 5749 的规定；终末漂洗用水的电导率应 ≤ 15 μS/cm（25℃）。

10.2 灭菌蒸汽：灭菌蒸汽供给水的质量指标见附录 B 的 B.1。蒸汽冷凝物用于反映压力蒸汽灭菌器蒸汽的质量，主要指标见附录 B 的 B.2。

附 录 A

（资料性附录）

CSSD 信息系统基本要求

A.1 CSSD 信息系统基本功能要求

CSSD 信息系统基本功能包括管理功能和质量追溯功能。

管理功能内容如下：

a）CSSD 人员管理功能，至少包括人员权限设置，人员培训等；

b）CSSD 物资管理功能，至少包括无菌物品预订、储存、发放管理、设备管理、手术器械管理、外来医疗器械与植入物管理等；

c）CSSD 分析统计功能，至少包括成本核算、人员绩效统计等；

d）CSSD 质量控制功能，至少包括预警功能等。

CSSD 质量可追溯功能内容如下：

a）记录复用无菌物品处理各环节的关键参数，包括回收、清洗、消毒、检查包装、灭菌、储存发放、使用等信息，实现可追溯；

b）追溯功能通过记录监测过程和结果（监测内容参照 WS 310.3），对结果进行判断，提示预警或干预后续相关处理流程。

A.2　CSSD 信息系统技术要求

A.2.1　对追溯的复用无菌用品设置唯一性编码。

A.2.2　在各追溯流程点（工作操作岗位）设置数据采集终端，进行数据采集形成闭环记录。

A.2.3　追溯记录应客观、真实、及时，错误录入更正需有权限并留有痕迹。

A.2.4　记录关键信息内容包括：操作人、操作流程、操作时间、操作内容等。

A.2.5　手术器械包的标识随可追溯物品回到 CSSD。

A.2.6　追溯信息至少能保留 3 年。

A.2.7　系统具有和医院相关信息系统对接的功能。

A.2.8　系统记录清洗、消毒、灭菌关键设备运行参数。

A.2.9　系统具有备份防灾机制。

附　录　B
（资料性附录）
压力蒸汽灭菌器蒸汽供给水与蒸汽冷凝物质量指标

B.1　压力蒸汽灭菌器供给水质量指标参见表 B.1。

表 B.1　压力蒸汽灭菌器供给水的质量指标

项目	指标
蒸发残留	≤ 10mg/L
氧化硅（SiO_2）	≤ 1mg/L
铁	≤ 0.2mg/L
镉	≤ 0.005mg/L
铅	≤ 0.05mg/L
除铁、镉、铅以外的其他重金属	≤ 0.1mg/L
氯离子（Cl^-）	≤ 2mg/L
磷酸盐（P_2O_5）	≤ 0.5mg/L
电导率（25℃时）	≤ 5 μs/cm
pH	5.0 ～ 7.5
外观	无色、洁净、无沉淀
硬度（碱性金属离子的总量）	≤ 0.02mmol/L

B.2　压力蒸汽灭菌器蒸汽冷凝物质量指标参见表 B.2。

表 B.2　蒸汽冷凝物的质量指标

项目	指标
氧化硅（SiO_2）	≤ 0.1mg/L
铁	≤ 0.1mg/L

续表

项目	指标
镉	≤ 0.005mg/L
铅	≤ 0.05mg/L
除铁、镉、铅以外的重金属	≤ 0.1mg/L
氯离子（Cl^-）	≤ 0.1mg/L
磷酸盐（P_2O_5）	≤ 0.1mg/L
电导率（25℃时）	≤ 3 μ S/cm
pH	5 ～ 7
外观	无色、洁净、无沉淀
硬度（碱性金属离子的总量）	≤ 0.02mmol/L

附录（五）

WS 310.2—2016

医院消毒供应中心
第 2 部分：清洗消毒及灭菌技术操作规范

1 范围

WS 310 的本部分规定了医院消毒供应中心（central sterile supply department，CSSD）的诊疗器械、器具和物品处理的基本要求、操作流程。

本部分适用于医院和为医院提供消毒灭菌服务的消毒服务机构。

2 规范性引用文件

下列文件对于本文件的应用是必不可少的。凡是注日期的引用文件，仅注日期的版本适用于本文件。凡是不注日期的引用文件，其最新版本（包括所有的修改单）适用于本文件。

GB/T 5750.5　生活饮用水检验标准方法　无机非金属指标

GB/T 19633　最终灭菌医疗器械的包装

WS 310.1　医院消毒供应中心　第 1 部分：管理规范

WS 310.3　医院消毒供应中心　第 3 部分：清洗消毒及灭菌效果监测标准

WS/T 367　医疗机构消毒技术规范

3 术语和定义

WS 310.1、WS 310.3 界定的以及下列术语和定义适用于本文件。

3.1

清洗　cleaning

去除医疗器械、器具和物品上污物的全过程，流程包括冲洗、洗涤、漂洗和终末漂洗。

3.2

冲洗　flushing

使用流动水去除器械、器具和物品表面污物的过程。

3.3

洗涤　washing

使用含有化学清洗剂的清洗用水，去除器械、器具和物品污染物的过程。

3.4

漂洗　rinsing

用流动水冲洗洗涤后器械、器具和物品上残留物的过程。

3.5

终末漂洗　final rinsing

用经纯化的水对漂洗后的器械、器具和物品进行最终的处理过程。

3.6

超声波清洗器　ultrasonic cleaner

利用超声波在水中振荡产生"空化效应"进行清洗的设备。

3.7

清洗消毒器 washer-disinfector

用于清洗消毒诊疗器械、器具和物品的设备。

3.8

闭合 closure

用于关闭包装而没有形成密封的方法。例如反复折叠,以形成一弯曲路径。

3.9

密封 sealing

包装层间连接的结果。

注:密封可以采用诸如黏合剂或热熔法。

3.10

闭合完好性 closure integrity

闭合条件能确保该闭合至少与包装上的其他部分具有相同的阻碍微生物进入的程度。

3.11

包装完好性 package integrity

包装未受到物理损坏的状态。

3.12

湿热消毒 moist heat disinfection

利用湿热使菌体蛋白质变性或凝固,酶失去活性,代谢发生障碍,致使细胞死亡。包括煮沸消毒法、巴斯德消毒法和低温蒸汽消毒法。

3.13

A_0 值 A_0 value

评价湿热消毒效果的指标,指当以 Z 值表示的微生物杀灭效果为 10K 时,温度相当于 80℃ 的时间(秒)。

3.14

湿包 wet pack

经灭菌和冷却后,肉眼可见包内或包外存在潮湿、水珠等现象的灭菌包。

3.15

精密器械 delicate instruments

结构精细、复杂、易损,对清洗、消毒、灭菌处理有特殊方法和技术要求的医疗器械。

3.16

管腔器械 hollow device

含有管腔,其直径≥ 2mm,且其腔体中的任何一点距其与外界相通的开口处的距离≤其内直径的1500 倍的器械。

4 诊疗器械、器具和物品处理的基本要求

4.1 通常情况下应遵循先清洗后消毒的处理程序。被朊毒体、气性坏疽及突发原因不明的传染病病原体污染的诊疗器械、器具和物品应遵循 WS/T 367 的规定进行处理。

4.2 应根据 WS 310.1 的规定,选择清洗、消毒或灭菌处理方法。

4.3 清洗、消毒、灭菌效果的监测应符合 WS 310.3 的规定。

4.4 耐湿、耐热的器械、器具和物品,应首选热力消毒或灭菌方法。

4.5 应遵循标准预防的原则进行清洗、消毒、灭菌,CSSD 人员防护着装要求应符合附录 A 的规定。

4.6 设备、器械、物品及耗材使用应遵循生产厂家的使用说明或指导手册。

4.7 外来医疗器械及植入物的处置应符合以下要求：

    a）CSSD 应根据手术通知单接收外来医疗器械及植入物；依据器械供应商提供的器械清单，双方共同清点核查、确认、签名，记录应保存备查。

    b）应要求器械供应商送达的外来医疗器械、植入物及盛装容器清洁。

    c）应遵循器械供应商提供的外来医疗器械与植入物的清洗、消毒、包装、灭菌方法和参数。急诊手术器械应及时处理。

    d）使用后的外来医疗器械，应由 CSSD 清洗消毒后方可交器械供应商。

5 诊疗器械、器具和物品处理的操作流程

5.1 回收

5.1.1 使用者应将重复使用的诊疗器械、器具和物品与一次性使用物品分开放置；重复使用的诊疗器械、器具和物品直接置于封闭的容器中，精密器械应采用保护措施，由 CSSD 集中回收处理；被朊病毒、气性坏疽及突发原因不明的传染病病原体污染的诊疗器械、器具和物品，使用者应双层封闭包装并标明感染性疾病名称，由 CSSD 单独回收处理。

5.1.2 使用者应在使用后及时去除诊疗器械、器具和物品上的明显污物，根据需要做保湿处理。

5.1.3 不应在诊疗场所对污染的诊疗器械、器具和物品进行清点，应采用封闭方式回收，避免反复装卸。

5.1.4 回收工具每次使用后应清洗、消毒，干燥备用。

5.2 分类

5.2.1 应在 CSSD 的去污区进行诊疗器械、器具和物品的清点、核查。

5.2.2 应根据器械物品材质、精密程度等进行分类处理。

5.3 清洗

5.3.1 清洗方法包括机械清洗、手工清洗。

5.3.2 机械清洗适用于大部分常规器械的清洗。手工清洗适用于精密、复杂器械的清洗和有机物污染较重器械的初步处理。

5.3.3 清洗步骤包括冲洗、洗涤、漂洗、终末漂洗。清洗操作及注意事项应符合附录 B 的要求。

5.3.4 精密器械的清洗，应遵循生产厂家提供的使用说明或指导手册。

5.4 消毒

5.4.1 清洗后的器械、器具和物品应进行消毒处理。方法首选机械湿热消毒，也可采用 75%乙醇、酸性氧化电位水或其他消毒剂进行消毒。

5.4.2 湿热消毒应采用经纯化的水，电导率≤ 15 μ S/cm (25℃)。

5.4.3 湿热消毒方法的温度、时间应符合表 1 的要求。消毒后直接使用的诊疗器械、器具和物品，湿热消毒温度应≥ 90℃，时间≥ 5 分钟，或 A_0 值≥ 3000；消毒后继续灭菌处理的，其湿热消毒温度应≥ 90℃，时间≥ 1 分钟，或 A_0 值≥ 600。

表 1　湿热消毒的温度与时间

湿热消毒方法	温度 /℃	最短消毒时间 / 分钟
消毒后直接使用	93	2.5
	90	5
消毒后继续灭菌处理	90	1
	80	10
	75	30
	70	100

5.4.4　酸性氧化电位水的应用见附录 C；其他消毒剂的应用遵循产品说明书。

5.5　干燥

5.5.1　宜首选干燥设备进行干燥处理。根据器械的材质选择适宜的干燥温度，金属类干燥温度 70 ~ 90℃；塑胶类干燥温度 65 ~ 75℃。

5.5.2　不耐热器械、器具和物品可使用消毒的低纤维絮擦布、压力气枪或 ≥ 95% 乙醇进行干燥处理。

5.5.3　管腔器械内的残留水迹，可用压力气枪等进行干燥处理。

5.5.4　不应使用自然干燥方法进行干燥。

5.6　器械检查与保养

5.6.1　应采用目测或使用带光源放大镜对干燥后的每件器械、器具和物品进行检查。器械表面及其关节、齿牙处应光洁，无血渍、污渍、水垢等残留物质和锈斑；功能完好，无损毁。

5.6.2　清洗质量不合格的，应重新处理；器械功能损毁或锈蚀严重，应及时维修或报废。

5.6.3　带电源器械应进行绝缘性能等安全性检查。

5.6.4　应使用医用润滑剂进行器械保养。不应使用石蜡油等非水溶性的产品作为润滑剂。

5.7　包装

5.7.1　包装应符合 GB/T 19633 的要求。

5.7.2　包装包括装配、包装、封包、注明标识等步骤。器械与敷料应分室包装。

5.7.3　包装前应依据器械装配的技术规程或图示，核对器械的种类、规格和数量。

5.7.4　手术器械应摆放在篮筐或有孔的托盘中进行配套包装。

5.7.5　手术所用盘、盆、碗等器皿，宜与手术器械分开包装。

5.7.6　剪刀和血管钳等轴节类器械不应完全锁扣。有盖的器皿应开盖，摞放的器皿间应用吸湿布、纱布或医用吸水纸隔开，包内容器开口朝向一致；管腔类物品应盘绕放置，保持管腔通畅；精细器械、锐器等应采取保护措施。

5.7.7　压力蒸汽灭菌包重量要求：器械包重量不宜超过 7kg，敷料包重量不宜超过 5kg。

5.7.8　压力蒸汽灭菌包体积要求：下排气压力蒸汽灭菌器不宜超过 30cm×30cm×25cm；预真空压力蒸汽灭菌器不宜超过 30cm×30cm×50cm。

5.7.9　包装方法及要求：灭菌物品包装分为闭合式包装和密封式包装。包装方法和要求如下：

　　a）手术器械若采用闭合式包装方法，应由 2 层包装材料分 2 次包装；

　　b）密封式包装方法应采用纸袋、纸塑袋等材料；

　　c）硬质容器的使用与操作，应遵循生产厂家的使用说明或指导手册，并符合附录 D 的要求。每次使用后应清洗、消毒和干燥。

　　d）普通棉布包装材料应一用一清洗，无污渍，灯光检查无破损。

5.7.10 封包要求如下：

　　a）包外应设有灭菌化学指示物。高度危险性物品灭菌包内还应放置包内化学指示物；如果透过包装材料可直接观察包内灭菌化学指示物的颜色变化，则不必放置包外灭菌化学指示物；

　　b）闭合式包装应使用专用胶带，胶带长度应与灭菌包体积、重量相适宜，松紧适度。封包应严密，保持闭合完好性；

　　c）纸塑袋、纸袋等密封包装其密封宽度应≥ 6mm，包内器械距包装袋封口处应≥ 2.5cm；

　　d）医用热封机在每日使用前应检查参数的准确性和闭合完好性；

　　e）硬质容器应设置安全闭锁装置，无菌屏障完整性破坏后应可识别；

　　f）灭菌物品包装的标识应注明物品名称、包装者等内容。灭菌前注明灭菌器编号、灭菌批次、灭菌日期和失效日期等相关信息。标识应具有可追溯性。

5.8　灭菌

5.8.1　压力蒸汽灭菌

5.8.1.1 耐湿、耐热的器械、器具和物品应首选压力蒸汽灭菌。

5.8.1.2 应根据待灭菌物品选择适宜的压力蒸汽灭菌器和灭菌程序。常规灭菌周期包括预排气、灭菌、后排汽和干燥等过程。快速压力蒸汽灭菌程序不应作为物品的常规灭菌程序，应在紧急情况下使用，使用方法应遵循 WS/T 367 的要求。

5.8.1.3 灭菌器操作方法应遵循生产厂家的使用说明或指导手册。

5.8.1.4 压力蒸汽灭菌器蒸汽和水的质量参见 WS 310.1 附录 B。

5.8.1.5 管腔器械不应使用下排气压力蒸汽灭菌方式进行灭菌。

5.8.1.6 压力蒸汽灭菌器灭菌参数见表 2。

表 2　压力蒸汽灭菌器灭菌参数

设备类别	物品类别	灭菌设定温度 /℃	最短灭菌时间 / 分钟	压力参考范围 /kPa
下排气式	敷料	121	30	102.8 ～ 122.9
	器械		20	
预真空式	器械、敷料	132	4	184.4 ～ 210.7
		134		201.7 ～ 229.3

5.8.1.7 硬质容器和超大超重包装，应遵循厂家提供的灭菌参数。

5.8.1.8 压力蒸汽灭菌器操作程序包括灭菌前准备、灭菌物品装载、灭菌操作、无菌物品卸载和灭菌效果的监测等步骤。具体如下：

　　a）灭菌前准备：

　　　1）每天设备运行前应进行安全检查，包括灭菌器压力表处在"零"的位置；记录打印装置处于备用状态；灭菌器柜门密封网平整无损坏，柜门安全锁扣灵活、安全有效；灭菌柜内冷凝水排出口通畅，柜内壁清洁；电源、水源、蒸汽、压缩空气等运行条件符合设备要求；

　　　2）遵循产品说明书对灭菌器进行预热；

　　　3）大型预真空压力蒸汽灭菌器应在每日开始灭菌运行前空载进行 B-D 试验。

　　b）灭菌物品装载：

　　　1）应使用专用灭菌架或篮筐装载灭菌物品，灭菌包之间应留间隙；

　　　2）宜将同类材质的器械、器具和物品，置于同一批次进行灭菌；

   3）材质不相同时，纺织类物品应放置于上层、竖放，金属器械类放置于下层；
   4）手术器械包、硬质容器应平放；盆、盘、碗类物品应斜放，玻璃瓶等底部无孔的器皿类物品应倒立或侧放；纸袋、纸塑包装物品应侧放；利于蒸汽进入和冷空气排出；
   5）选择下排气压力蒸汽灭菌程序时，大包宜摆放于上层，小包宜摆放于下层。
 c）灭菌操作：
   应观察并记录灭菌时的温度、压力和时间等灭菌参数及设备运行状况。
 d）无菌物品卸载：
   1）从灭菌器卸载取出的物品，冷却时间＞30分钟；
   2）应确认灭菌过程合格，结果应符合 WS 310.3 的要求；
   3）应检查有无湿包，湿包不应储存与发放，分析原因并改进；
   4）无菌包掉落地上或误放到不洁处应视为被污染。
 e）灭菌效果的监测：灭菌过程的监测应符合 WS 310.3 中相关规定。

5.8.2 干热灭菌

   适用于耐热、不耐湿，蒸汽或气体不能穿透物品的灭菌，如玻璃、油脂、粉剂等物品的灭菌。灭菌程序、参数及注意事项应符合 WS/T 367 的规定，并应遵循生产厂家使用说明书。

5.8.3 低温灭菌

5.8.3.1　常用低温灭菌方法主要包括：环氧乙烷灭菌、过氧化氢低温等离子体灭菌、低温甲醛蒸气灭菌。

5.8.3.2　低温灭菌适用于不耐热、不耐湿的器械、器具和物品的灭菌。

5.8.3.3　应符合以下基本要求：
 a）灭菌的器械、物品应清洗干净，并充分干燥；
 b）灭菌程序、参数及注意事项符合 WS/T 367 的规定，并应遵循生产厂家使用说明书；
 c）灭菌装载应利于灭菌介质穿透。

5.9　储存

5.9.1　灭菌后物品应分类、分架存放在无菌物品存放区。一次性使用无菌物品应去除外包装后，进入无菌物品存放区。

5.9.2　物品存放架或柜应距地面高度≥20cm，距离墙≥5cm，距天花板≥50cm。

5.9.3　物品放置应固定位置，设置标识。接触无菌物品前应洗手或手消毒。

5.9.4　消毒后直接使用的物品应干燥、包装后专架存放。

5.9.5　无菌物品存放要求如下：
 a）无菌物品存放区环境的温度、湿度达到 WS 310.1 的规定时，使用普通棉布材料包装的无菌物品有效期宜为 14 天。
 b）未达到环境标准时，使用普通棉布材料包装的无菌物品有效期不应超过 7 天。
 c）医用一次性纸袋包装的无菌物品，有效期宜为 30 天；使用一次性医用皱纹纸、医用无纺布包装的无菌物品，有效期宜为 180 天；使用一次性纸塑袋包装的无菌物品，有效期宜为 180 天。硬质容器包装的无菌物品，有效期宜为 180 天。

5.10　无菌物品发放

5.10.1　无菌物品发放时，应遵循先进先出的原则。

5.10.2　发放时应确认无菌物品的有效性和包装完好性。植入物应在生物监测合格后，方可发放。紧急情况灭菌植入物时，使用含第 5 类化学指示物的生物 PCD 进行监测，化学指示物合格可提前放行，生物监测的结果应及时通报使用部门。

5.10.3 应记录无菌物品发放日期、名称、数量、物品领用科室、灭菌日期等。

5.10.4 运送无菌物品的器具使用后，应清洁处理，干燥存放。

附 录 A
（规范性附录）
CSSD 人员防护及着装要求

CSSD 人员防护及着装要求见表 A.1。

表 A.1 CSSD 人员防护及着装要求

区域	操作	防护着装					
		圆帽	口罩	防护服／ 防水围裙	专用鞋	手套	护目镜／面罩
诊疗场所	污染物品回收	✓	△			✓	
去污区	污染器械分类、核对、机械清洗装载	✓	✓	✓	✓	✓	△
	手工清洗器械和用具	✓	✓	✓	✓	✓	✓
检查、包装 及灭菌区	器械检查、包装	✓	△		✓	△	
	灭菌物品装载	✓			✓		
	无菌物品卸载	✓			✓	△，#	
无菌物品存放区	无菌物品发放	✓			✓		

注 1："✓"表示应使用。
注 2："△"表示可使用。
注 3：# 表示具有防烫功能的手套。

附 录 B
（规范性附录）
器械、器具和物品的清洗操作方法

B.1 手工清洗

B.1.1 操作程序

B.1.1.1 冲洗：将器械、器具和物品置于流动水下冲洗，初步去除污染物。

B.1.1.2 洗涤：冲洗后，应使用医用清洗剂浸泡后刷洗、擦洗。

B.1.1.3 漂洗：洗涤后，再用流动水冲洗或刷洗。

B.1.1.4 终末漂洗：应采用电导率 ≤ 15μS/cm（25℃）的水进行漂洗。

B.1.2 注意事项

B.1.2.1 手工清洗时水温宜为 15～30℃。

B.1.2.2 去除干涸的污渍应先用医用清洗剂浸泡，再刷洗或擦洗。有锈迹，应除锈。

B.1.2.3 刷洗操作应在水面下进行，防止产生气溶胶。

B.1.2.4 器械可拆卸的部分应拆开后清洗。

B.1.2.5 管腔器械宜先选用合适的清洗刷清洗内腔，再用压力水枪冲洗。

B.1.2.6 不应使用研磨型清洗材料和用具用于器械处理，应选用与器械材质相匹配的刷洗用具和用品。

B.2 超声波清洗器的操作方法

B.2.1 操作程序

B.2.1.1 清洗器内注入清洗用水，并添加医用清洗剂。水温应＜45℃。

B.2.1.2 冲洗：于流动水下冲洗器械，初步去除污染物。

B.2.1.3 洗涤：应将器械放入篮筐中，浸没在水面下，管腔内注满水。

B.2.1.4 超声清洗操作，应遵循器械和设备生产厂家的使用说明或指导手册。

B.2.2 注意事项

B.2.2.1 超声清洗可作为手工清洗或机械清洗的预清洗手段。

B.2.2.2 清洗时应盖好超声清洗机盖子，防止产生气溶胶。

B.2.2.3 应根据器械的不同材质选择相匹配的超声频率。

B.2.2.4 清洗时间不宜超过 10 分钟。

B.3 清洗消毒器的操作方法

B.3.1 每日设备运行前检查

B.3.1.1 应确认水、电、蒸汽、压缩空气达到设备工作条件，医用清洗剂的储量充足。

B.3.1.2 舱门开启应达到设定位置，密封网完整；清洗的旋转臂转动灵活；喷淋孔无堵塞；清洗架进出轨道无阻碍。

B.3.1.3 应检查设备清洁状况，包括设备的内舱壁、排水网筛、排水槽、清洗架和清洗旋转臂等。

B.3.2 清洗物品装载

B.3.2.1 清洗物品应充分接触水流；器械轴节应充分打开；可拆卸的部分应拆卸后清洗；容器应开口朝下或倾斜摆放；根据器械类型使用专用清洗架和配件。

B.3.2.2 精密器械和锐利器械的装载应使用固定保护装置。

B.3.2.3 每次装载结束应检查清洗旋转臂，其转动情况，不应受到器械、器具和物品的阻碍。

B.3.3 设备操作运行

B.3.3.1 各类器械、器具和物品清洗程序的设置应遵循生产厂家的使用说明或指导手册。

B.3.3.2 应观察设备运行中的状态，其清洗旋转臂工作应正常，排水应通畅。

B.3.3.3 设备运行结束，应对设备物理参数进行确认，应符合设定程序的各项参数指标，并将其记录。

B.3.3.4 每日清洗结束时，应检查舱内是否有杂物。

B.3.4 注意事项

B.3.4.1 冲洗、洗涤、漂洗时应使用软水。冲洗阶段水温应＜45℃。

B.3.4.2 终末漂洗、消毒用水电导率应≤15μS/cm（25℃）。

B.3.4.3 终末漂洗程序中宜对需要润滑的器械使用医用润滑剂。

B.3.4.4 应根据清洗需要选择适宜的医用清洗剂，定期检查清洗剂用量是否准确。

B.3.4.5 每日清洗结束时，应清理舱内杂物，并做清洁处理。应定期做好清洗消毒器的保养。

附　录　C

（规范性附录）

酸性氧化电位水应用指标与方法

C.1　使用范围

可用于手工清洗后不锈钢和其他非金属材质器械、器具和物品灭菌前的消毒。

C.2　主要有效成分指标要求

C.2.1　有效氯含量为 60mg/L ± 10mg/L。

C.2.2　pH 范围 2.0 ～ 3.0。

C.2.3　氧化还原电位（ORP）≥ 1100mV。

C.2.4　残留氯离子＜ 1000mg/L。

C.3　使用方法

手工清洗后的待消毒物品，使用酸性氧化电位水流动冲洗或浸泡消毒 2 分钟，净水冲洗 30 秒，再按 5.5 ～ 5.8 进行处理。

C.4　注意事项

C.4.1　应先彻底清除器械、器具和物品上的有机物，再进行消毒处理。

C.4.2　酸性氧化电位水对光敏感，有效氯浓度随时间延长而下降，宜现制备现用。

C.4.3　储存应选用避光、密闭、硬质聚氯乙烯材质制成的容器。室温下储存不超过 3 天。

C.4.4　每次使用前，应在使用现场酸性氧化电位水出水口处，分别检测 pH 和有效氯浓度。检测数值应符合指标要求。

C.4.5　对铜、铝等非不锈钢的金属器械、器具和物品有一定的腐蚀作用，应慎用。

C.4.6　不得将酸性氧化电位水和其他药剂混合使用。

C.4.7　皮肤过敏人员操作时应戴手套。

C.4.8　酸性氧化电位水长时间排放可造成排水管路的腐蚀，故应每次排放后再排放少量碱性还原电位水或自来水。

C.5　酸性氧化电位水有效指标的检测

C.5.1　有效氯含量试纸检测方法：应使用精密有效氯检测试纸，其有效氯范围应与酸性氧化电位水的有效氯含量接近，具体使用方法见试纸使用说明书。

C.5.2　pH 试纸检测方法：应使用精密 pH 检测试纸，其 pH 范围应与酸性氧化电位水的 pH 接近，具体使用方法见 pH 试纸使用说明书。

C.5.3　氧化还原电位（ORP）的检测方法：开启酸性氧化电位水生成器，待出水稳定后，用 100ml 小烧杯接取酸性氧化电位水，立即进行检测。氧化还原电位检测可采用铂电极，在酸度计"mV"挡上直接检测读数。具体使用方法见使用说明书。

C.5.4　氯离子检测方法：按使用说明书的要求开启酸性氧化电位水生成器，待出水稳定后，用 250ml 磨口瓶取酸性氧化电位水至瓶满后，立即盖好瓶盖，送实验室进行检测。采用硝酸银容量法或离子色谱法，详细方法见 GB/T 5750.5。

附 录 D

（规范性附录）

硬质容器的使用与操作要求

D.1 硬质容器的组成

应由盖子、底座、手柄、灭菌标识卡槽、垫圈和灭菌剂孔组成。盖子应有可通过灭菌介质的阀门或过滤部件，并应具有无菌屏障功能。

D.2 使用原则

D.2.1 使用方法应遵循生产厂家说明书和提供的灭菌参数。

D.2.2 首次使用应进行灭菌过程有效性的测试，包括物理监测、化学监测、生物监测，并对器械干燥时间进行评估，检查有无湿包。

D.2.3 每次使用应进行清洗、消毒、干燥处理。

D.2.4 包装前应检查硬质容器的完整性：

a）盒盖、底座的边缘无变形，对合紧密；

b）盒盖垫圈平整、无脱落；

c）若通气系统使用滤纸和固定架，应检查固定架的稳定性，一次性滤纸应每次更换，重复使用的滤纸应检查有无破损，保持清洁；若通气系统使用阀门，应遵循生产厂家说明书检查阀门，包括通气阀、疏水阀；

d）闭锁装置完好，放置一次性锁扣（锁卡）封包。

附录（六）

医院消毒供应中心
第3部分：清洗消毒及灭菌效果监测标准

1 范围

WS 310 的本部分规定了医院消毒供应中心（central sterile supply department，CSSD）消毒与灭菌效果监测的要求、方法、质量控制过程的记录与可追溯要求。

本部分适用于医院和为医院提供消毒灭菌服务的消毒服务机构。

2 规范性引用文件

下列文件对于本文件的应用是必不可少的。凡是注日期的引用文件，仅注日期的版本适用于本文件。凡是不注日期的引用文件，其最新版本（包括所有的修改单）适用于本文件。

GB 15982　医院消毒卫生标准

GB/T 20367　医疗保健产品灭菌　医疗保健机构湿热灭菌的确认和常规控制要求

GB/T 30690　小型压力蒸汽灭菌器灭菌效果监测方法和评价要求

WS 310.1　医院消毒供应中心　第1部分：管理规范

WS 310.2　医院消毒供应中心　第2部分：清洗消毒及灭菌技术操作规范

WS/T 367　医疗机构消毒技术规范

3 术语和定义

WS 310.1、WS 310.2 界定的以及下列术语和定义适用于本文件。

3.1

可追溯　traceability

对影响灭菌过程和结果的关键要素进行记录，保存备查，实现可追踪。

3.2

灭菌过程验证装置　process challenge device；PCD

对灭菌过程具有特定抗力的装置，用于评价灭菌过程的有效性。

3.3

清洗效果测试物　test soil

用于测试清洗效果的产品。

3.4

大修　majior repair

超出该设备常规维护保养范围，显著影响该设备性能的维修操作。

示例1：压力蒸汽灭菌器大修如更换真空泵、与腔体相连的阀门、大型供汽管道、控制系统等。

示例2：清洗消毒器大修如更换水泵、清洗剂供给系统、加热系统、控制系统等。

3.5

小型蒸汽灭菌器　small steam sterilizer

体积小于60L 的压力蒸汽灭菌器。

3.6

快速压力蒸汽灭菌 flash sterilization
专门用于处理立即使用物品的压力蒸汽灭菌过程。

4 监测要求及方法

4.1 通用要求

4.1.1 应专人负责质量监测工作。

4.1.2 应定期对医用清洗剂、消毒剂、清洗用水、医用润滑剂、包装材料等进行质量检查，检查结果应符合 WS 310.1 的要求。

4.1.3 应进行监测材料卫生安全评价报告及有效期等的检查，检查结果应符合要求。自制测试标准包应符合 WS/T 367 的有关要求。

4.1.4 应遵循设备生产厂家的使用说明或指导手册对清洗消毒器、封口机、灭菌器定期进行预防性维护与保养、日常清洁和检查。

4.1.5 应按照以下要求进行设备的检测：

 a) 清洗消毒器应遵循生产厂家的使用说明或指导手册进行检测；

 b) 压力蒸汽灭菌器应每年对灭菌程序的温度、压力和时间进行检测；

 c) 压力蒸汽灭菌器应定期对压力表和安全阀进行检测；

 d) 干热灭菌器应每年用多点温度检测仪对灭菌器各层内、中、外各点的温度进行检测；

 e) 低温灭菌器应每年定期遵循生产厂家的使用说明或指导手册进行检测；

 f) 封口机应每年定期遵循生产厂家的使用说明或指导手册进行检测。

4.2 清洗质量的监测

4.2.1 器械、器具和物品清洗质量的监测

4.2.1.1 日常监测

在检查包装时进行，应目测和(或)借助带光源放大镜检查。清洗后的器械表面及其关节、齿牙应光洁，无血渍、污渍、水垢等残留物质和锈斑。

4.2.1.2 定期抽查

每月应至少随机抽查 3 ～ 5 个待灭菌包内全部物品的清洗质量，检查的内容同日常监测，并记录监测结果。

4.2.1.3 清洗效果评价

可定期采用定量检测的方法，对诊疗器械、器具和物品的清洗效果进行评价。

4.2.2 清洗消毒器及其质量的监测

4.2.2.1 日常监测

应每批次监测清洗消毒器的物理参数及运转情况，并记录。

4.2.2.2 定期监测

4.2.2.2.1 对清洗消毒器的清洗效果可每年采用清洗效果测试物进行监测。当清洗物品或清洗程序发生改变时，也可采用清洗效果测试指示物进行清洗效果的监测。

4.2.2.2.2　清洗效果测试物的监测方法应遵循生产厂家的使用说明或指导手册。

4.2.2.3　注意事项

清洗消毒器新安装、更新、大修、更换清洗剂、改变消毒参数或装载方法等时，应遵循生产厂家的使用说明或指导手册进行检测，清洗消毒质量检测合格后，清洗消毒器方可使用。

4.3　消毒质量的监测

4.3.1　湿热消毒

应监测、记录每次消毒的温度与时间或 A_0 值。监测结果应符合 WS 310.2 的要求。应每年检测清洗消毒器的温度、时间等主要性能参数。结果应符合生产厂家的使用说明或指导手册的要求。

4.3.2　化学消毒

应根据消毒剂的种类特点，定期监测消毒剂的浓度、消毒时间和消毒时的温度，并记录，结果应符合该消毒剂的规定。

4.3.3　消毒效果监测

消毒后直接使用物品应每季度进行监测，监测方法及监测结果应符合 GB 15982 的要求。每次检测 3 ～ 5 件有代表性的物品。

4.4　灭菌质量的监测

4.4.1　原则

4.4.1.1　对灭菌质量采用物理监测法、化学监测法和生物监测法进行，监测结果应符合本标准的要求。

4.4.1.2　物理监测不合格的灭菌物品不得发放，并应分析原因进行改进，直至监测结果符合要求。

4.4.1.3　包外化学监测不合格的灭菌物品不得发放，包内化学监测不合格的灭菌物品和湿包不得使用。并应分析原因进行改进，直至监测结果符合要求。

4.4.1.4　生物监测不合格时，应尽快召回上次生物监测合格以来所有尚未使用的灭菌物品，重新处理；并应分析不合格的原因，改进后，生物监测连续三次合格后方可使用。

4.4.1.5　植入物的灭菌应每批次进行生物监测。生物监测合格后，方可发放。

4.4.1.6　使用特定的灭菌程序灭菌时，应使用相应的指示物进行监测。

4.4.1.7　按照灭菌装载物品的种类，可选择具有代表性的 PCD 进行灭菌效果的监测。

4.4.1.8　灭菌外来医疗器械、植入物、硬质容器、超大超重包，应遵循厂家提供的灭菌参数，首次灭菌时对灭菌参数和有效性进行测试，并进行湿包检查。

4.4.2　压力蒸汽灭菌的监测

4.4.2.1　物理监测法

4.4.2.1.1　日常监测：每次灭菌应连续监测并记录灭菌时的温度、压力和时间等灭菌参数。灭菌温度波动范围在 +3℃ 内，时间满足最低灭菌时间的要求，同时应记录所有临界点的时间、温度与压力值，结果应符合灭菌的要求。

4.4.2.1.2　定期监测：应每年用温度压力检测仪监测温度、压力和时间等参数，检测仪探头放置于最难灭菌部位。

4.4.2.2　化学监测法

4.4.2.2.1　应进行包外、包内化学指示物监测。具体要求为灭菌包包外应有化学指示物，高度危险性物品包内应放置包内化学指示物，置于最难灭菌的部位。如果透过包装材料可直接观察包内化学指示物的颜色变化，则不必放置包外化学指示物。根据化学指示物颜色或形态等变化，判定是否达到灭菌合格要求。

4.4.2.2.2　采用快速程序灭菌时，也应进行化学监测。直接将一片包内化学指示物置于待灭菌物品旁边进行化学监测。

4.4.2.3　生物监测法

4.4.2.3.1　应至少每周监测一次，监测方法遵循附录A的要求。

4.4.2.3.2　紧急情况灭菌植入物时，使用含第5类化学指示物的生物PCD进行监测，化学指示物合格可提前放行，生物监测的结果应及时通报使用部门。

4.4.2.3.3　采用新的包装材料和方法进行灭菌时应进行生物监测。

4.4.2.3.4　小型压力蒸汽灭菌器因一般无标准生物监测包，应选择灭菌器常用的、有代表性的灭菌物品制作生物测试包或生物PCD，置于灭菌器最难灭菌的部位，且灭菌器应处于满载状态。生物测试包或生物PCD应侧放，体积大时可平放。

4.4.2.3.5　采用快速程序灭菌时，应直接将一支生物指示物，置于空载的灭菌器内，经一个灭菌周期后取出，规定条件下培养，观察结果。

4.4.2.3.6　生物监测不合格时，应遵循4.4.1.4的规定。

4.4.2.4　B-D 试验

预真空(包括脉动真空)压力蒸汽灭菌器应每日开始灭菌运行前空载进行B-D测试，B-D测试合格后，灭菌器方可使用。B-D测试失败，应及时查找原因进行改进，监测合格后，灭菌器方可使用。小型压力蒸汽灭菌器的B-D试验应参照GB/T 30690。

4.4.2.5　灭菌器新安装、移位和大修后的监测

应进行物理监测、化学监测和生物监测。物理监测、化学监测通过后，生物监测应空载连续监测三次，合格后灭菌器方可使用，监测方法应符合GB/T 20367的有关要求。对于小型压力蒸汽灭菌器，生物监测应满载连续监测三次，合格后灭菌器方可使用。预真空（包括脉动真空）压力蒸汽灭菌器应进行B-D测试并重复三次，连续监测合格后，灭菌器方可使用。

4.4.3　干热灭菌的监测

4.4.3.1　物理监测法：每灭菌批次应进行物理监测。监测方法包括记录温度与持续时间。温度在设定时间内均达到预置温度，则物理监测合格。

4.4.3.2　化学监测法：每一灭菌包外应使用包外化学指示物，每一灭菌包内应使用包内化学指示物，并置于最难灭菌的部位。对于未打包的物品，应使用一个或者多个包内化学指示物，放在待灭菌物品附近进行监测。经过一个灭菌周期后取出，据其颜色或形态的改变判断是否达到灭菌要求。

4.4.3.3　生物监测法：应每周监测一次，监测方法遵循附录B的要求。

4.4.3.4　新安装、移位和大修后的监测：应进行物理监测法、化学监测法和生物监测法监测（重复三次），监测合格后，灭菌器方可使用。

4.4.4　低温灭菌的监测

4.4.4.1　原则

低温灭菌器新安装、移位、大修、灭菌失败、包装材料或被灭菌物品改变，应对灭菌效果进行重新评价，包括采用物理监测法、化学监测法和生物监测法进行监测（重复三次），监测合格后，灭菌器方可使用。

4.4.4.2 环氧乙烷灭菌的监测

4.4.4.2.1 物理监测法：每次灭菌应监测并记录灭菌时的温度、压力、时间和相对湿度等灭菌参数。灭菌参数应符合灭菌器的使用说明或操作手册的要求。

4.4.4.2.2 化学监测法：每个灭菌物品包外应使用包外化学指示物，作为灭菌过程的标志，每包内最难灭菌位置放置包内化学指示物，通过观察其颜色变化，判定其是否达到灭菌合格要求。

4.4.4.2.3 生物监测法：每灭菌批次应进行生物监测，监测方法遵循附录 C 的要求。

4.4.4.3 过氧化氢低温等离子灭菌的监测

4.4.4.3.1 物理监测法：每次灭菌应连续监测并记录每个灭菌周期的临界参数如舱内压、温度、等离子体电源输出功率和灭菌时间等灭菌参数。灭菌参数应符合灭菌器的使用说明或操作手册的要求。

4.4.4.3.2 可对过氧化氢浓度进行监测。

4.4.4.3.3 化学监测法：每个灭菌物品包外应使用包外化学指示物，作为灭菌过程的标志；每包内最难灭菌位置应放置包内化学指示物，通过观察其颜色变化，判定其是否达到灭菌合格要求。

4.4.4.3.4 生物监测法：每天使用时应至少进行一次灭菌循环的生物监测，监测方法遵循附录 D 的要求。

4.4.4.4 低温蒸汽甲醛灭菌的监测

4.4.4.4.1 物理监测法：每灭菌批次应进行物理监测。详细记录灭菌过程的参数，包括灭菌温度、相对湿度、压力与时间。灭菌参数应符合灭菌器的使用说明或操作手册的要求。

4.4.4.4.2 化学监测法：每个灭菌物品包外应使用包外化学指示物，作为灭菌过程的标志；每包内最难灭菌位置应放置包内化学指示物，通过观察其颜色变化，判定其是否达到灭菌合格要求。

4.4.4.4.3 生物监测法：应每周监测一次，监测方法遵循附录 E 的要求。

4.4.4.5 其他低温灭菌方法的监测

要求及方法应符合国家有关标准的规定。

5 质量控制过程的记录与可追溯要求

5.1 立建立清洗、消毒、灭菌操作的过程记录，内容包括：

　　a）应留存清洗消毒器和灭菌器运行参数打印资料或记录；

　　b）应记录灭菌器每次运行情况，包括灭菌日期、灭菌器编号、批次号、装载的主要物品、灭菌程序号、主要运行参数、操作员签名或代号，以及灭菌质量的监测结果等，并存档。

5.2 立对清洗、消毒、灭菌质量的日常监测和定期监测进行记录。

5.3 记录应具有可追溯性，清洗、消毒监测资料和记录的保存期应 ≥ 6 个月，灭菌质量监测资料和记录的保留期应 ≥ 3 年。

5.4 灭菌标识的要求如下：

　　a）灭菌包外应有标识，内容包括物品名称、检查打包者姓名或代号、灭菌器编号、批次号、灭菌日期和失效日期；或含有上述内容的信息标识。

　　b）使用者应检查并确认包内化学指示物是否合格、器械干燥、洁净等，合格方可使用。同时将手术器械包的包外标识留存或记录于手术护理记录单上。

　　c）如采用信息系统，手术器械包的标识使用后应随器械回到 CSSD 进行追溯记录。

5.5 应建立持续质量改进制度及措施，发现问题及时处理，并应建立灭菌物品召回制度如下：

　　a）生物监测不合格时，应通知使用部门停止使用，并召回上次监测合格以来尚未使用的所有灭菌物品。同时应书面报告相关管理部门，说明召回的原因。

　　b) 相关管理部门应通知使用部门对已使用该期间无菌物品的患者进行密切观察。

　　c) 应检查灭菌过程的各个环节，查找灭菌失败的可能原因，并采取相应的改进措施后，重新进行生物监测三次，合格后该灭菌器方可正常使用。

　　d) 应对该事件的处理情况进行总结，并向相关管理部门汇报。

5.6　应定期对监测资料进行总结分析，做到持续质量改进。

附　录　A

（规范性附录）

压力蒸汽灭菌器的生物监测方法

A.1　标准生物测试包的制作方法

　　按照 WS/T 367 的规定，将嗜热脂肪杆菌芽孢生物指示物置于标准测试包的中心部位，生物指示物应符合国家相关管理要求。标准测试包由 16 条 41cm×66cm 的全棉手术巾制成，即每条手术巾的长边先折成 3 层，短边折成 2 层，然后叠放，制成 23cm×23cm×15cm、1.5kg 的标准测试包。

A.2　监测方法

　　按照 WS/T 367 的规定，将标准生物测试包或生物 PCD（含一次性标准生物测试包），对满载灭菌器的灭菌质量进行生物监测。标准生物监测包或生物 PCD 置于灭菌器排气口的上方或生产厂家建议的灭菌器内最难灭菌的部位，经过一个灭菌周期后，自含式生物指示物遵循产品说明书进行培养；如使用芽孢菌片，应在无菌条件下将芽孢菌片接种到含 10ml 溴甲酚紫葡萄糖蛋白胨水培养基的无菌试管中，经 56℃ ±2℃ 培养 7 天，检测时以培养基作为阴性对照（自含式生物指示物不用设阴性对照），以加入芽孢菌片的培养基作为阳性对照；观察培养结果。如果一天内进行多次生物监测，且生物指示物为同一批号，则只需设一次阳性对照。

A.3　结果判定

　　阳性对照组培养阳性，阴性对照组培养阴性，试验组培养阴性，判定为灭菌合格。阳性对照组培养阳性，阴性对照组培养阴性，试验组培养阳性，则灭菌不合格；同时应进一步鉴定试验组阳性的细菌是否为指示菌或是污染所致。

附　录　B

（规范性附录）

干热灭菌的生物监测方法

B.1　标准生物测试管的制作方法

　　按照 WS/T 367 的规定，将枯草杆菌黑色变种芽孢菌片装入无菌试管内（1 片 / 管），制成标准生物测试管。生物指示物应符合国家相关管理要求。

B.2　监测方法

　　将标准生物测试管置于灭菌器与每层门把手对角线内、外角处，每个位置放置 2 个标准生物测试管,试管帽置于试管旁,关好柜门,经一个灭菌周期后,待温度降至80℃左右时,加盖试管帽后取出试管。在无菌条件下,每管加入5ml胰蛋白胨大豆肉汤培养基（TSB）,36℃±1℃培养48小时,观察初步结果,无菌生长管继续培养至第7日。检测时以培养基作为阴性对照,以加入芽孢菌片的培养基作为阳性对照。

B.3 结果判定

阳性对照组培养阳性,阴性对照组培养阴性,若每个测试管的肉汤培养均澄清,判为灭菌合格;若阳性对照组培养阳性,阴性对照组培养阴性,而只要有一个测试管的肉汤培养混浊,判为不合格;对难以判定的测试管肉汤培养结果,取0.1ml肉汤培养物接种于营养琼脂平板,用灭菌L棒或接种环涂匀,置36℃±1℃培养48小时,观察菌落形态,并做涂片染色镜检,判断是否有指示菌生长,若有指示菌生长,判为灭菌不合格;若无指示菌生长,判为灭菌合格。

附 录 C

（规范性附录）

环氧乙烷灭菌的生物监测方法

C.1 常规生物测试包的制备

取一个20ml无菌注射器,去掉针头,拔出针栓,将枯草杆菌黑色变种芽孢生物指示物放入针筒内,带孔的塑料帽应朝向针头处,再将注射器的针栓插回针筒（注意不要碰及生物指示物）,之后用一条全棉小毛巾两层包裹,置于纸塑包装袋中,封装。生物指示物应符合国家相关管理要求。

C.2 监测方法

将常规生物测试包置于灭菌器最难灭菌的部位（所有装载灭菌包的中心部位）。灭菌周期完成后应立即将生物测试包从被灭菌物品中取出。自含式生物指示物遵循产品说明书进行培养;如使用芽孢菌片的,应在无菌条件下将芽孢菌片接种到含5ml胰蛋白胨大豆肉汤培养基（TSB）的无菌试管中,36℃±1℃培养48小时,观察初步结果,无菌生长管继续培养至第7日。检测时以培养基为阴性对照（自含式生物指示物不用设阴性对照）,以加入芽孢菌片的培养基作为阳性对照。

C.3 结果判定

阳性对照组培养阳性,阴性对照组培养阴性,试验组培养阴性,判定为灭菌合格。阳性对照组培养阳性,阴性对照组培养阴性,试验组培养阳性,则灭菌不合格;同时应进一步鉴定试验组阳性的细菌是否为指示菌或是污染所致。

附 录 D

（规范性附录）

过氧化氢低温等离子灭菌的生物监测方法

D.1 管腔生物PCD或非管腔生物监测包的制作

采用嗜热脂肪杆菌芽孢生物指示物制作管腔生物PCD或非管腔生物监测包;生物指示物的载体应

对过氧化氢无吸附作用，每一载体上的菌量应达到 1×10^6 cfu，所用芽孢对过氧化氢气体的抗力应稳定并鉴定合格；所用产品应符合国家相关管理要求。

D.2　管腔生物 PCD 的监测方法

灭菌管腔器械时，可使用管腔生物 PCD 进行监测，应将管腔生物 PCD 放置于灭菌器内最难灭菌的部位（按照生产厂家说明书建议，远离过氧化氢注入口，如灭菌舱下层器械搁架的后方）。灭菌周期完成后立即将管腔生物 PCD 从灭菌器中取出，生物指示物应放置 $56℃\pm2℃$ 培养 7 天（或遵循产品说明书），观察培养结果。并设阳性对照和阴性对照（自含式生物指示物不用设阴性对照）。

D.3　非管腔生物监测包的监测方法

灭菌非管腔器械时，应使用非管腔生物监测包进行监测，应将生物指示物置于特卫强材料的包装袋内，密封式包装后，放置于灭菌器内最难灭菌的部位（按照生产厂家说明书建议，远离过氧化氢注入口，如灭菌舱下层器械搁架的后方）。灭菌周期完成后立即将非管腔生物监测包从灭菌器中取出，生物指示物应放置 $56℃\pm2℃$ 培养 7 天（或遵循产品说明书），观察培养结果。并设阳性对照和阴性对照（自含式生物指示物不用设阴性对照）。

D.4　结果判定

阳性对照组培养阳性，阴性对照组培养阴性，实验组培养阴性，判定为灭菌合格。阳性对照组培养阳性，阴性对照组培养阴性，实验组培养阳性，判定为灭菌失败；同时应进一步鉴定实验组阳性的细菌是否为指示菌或是污染所致。

附　录　E

（规范性附录）

低温蒸汽甲醛灭菌的生物监测方法

E.1　管腔生物 PCD 或非管腔生物监测包的制作

采用嗜热脂肪杆菌芽孢生物指示物制作管腔生物 PCD 或非管腔生物监测包；生物指示物的载体应对甲醛无吸附作用，每一载体上的菌量应达到 1×10^6 cfu，所用芽孢对甲醛的抗力应稳定并鉴定合格，所用产品应符合国家相关管理要求。

E.2　管腔生物 PCD 的监测方法

灭菌管腔器械时，可使用管腔生物 PCD 进行监测，应将管腔生物 PCD 放置于灭菌器内最难灭菌的部位（按照生产厂家说明书建议，远离甲醛注入口），灭菌周期完成后立即将管腔生物 PCD 从灭菌器中取出，生物指示物应放置 $56℃\pm2℃$ 培养 7 天（或遵循产品说明书），观察培养结果。并设阳性对照和阴性对照（自含式生物指示物不用设阴性对照）。

E.3　非管腔生物监测包的监测方法

灭菌非管腔器械时，应使用非管腔生物监测包进行监测，应将生物指示物置于纸塑包装袋内，密封式包装后，放置于灭菌器内最难灭菌的部位（按照生产厂家说明书建议，远离甲醛注入口）。灭菌周期完成后立即将非管腔生物监测包从灭菌器中取出，生物指示物应放置 56℃±2℃ 培养 7 天（或遵循产品说明书），观察培养结果。并设阳性对照和阴性对照（自含式生物指示物不用设阴性对照）。

E.4　结果判定

阳性对照组培养阳性，阴性对照组培养阴性，实验组培养阴性，判定为灭菌合格。阳性对照组培养阳性，阴性对照组培养阴性，实验组培养阳性，判定为灭菌失败；同时应进一步鉴定实验组阳性的细菌是否为指示菌或是污染所致。

附录（七）
消毒供应中心相关术语

1. 清洁（cleaning） 去除物体表面有机物、无机物和可见污染物的过程。

2. 清洗（washing） 去除诊疗器械、器具和物品上污物的全过程，流程包括冲洗、洗涤、漂洗和终末漂洗。

3. 清洁剂（detergent） 洗涤过程中帮助去除被处理物品上有机物、无机物和微生物的制剂。

4. 消毒（disinfection） 清除或杀灭传播媒介上病原微生物，使其达到无害化处理。

5. 消毒剂（disinfectant） 能杀灭传播媒介上的微生物并达到消毒要求的制剂。

6. 高效消毒剂（high-efficacy disinfectant） 能杀灭一切细菌繁殖体（包括分枝杆菌）、病毒、真菌及其孢子等，对细菌芽孢也有一定杀灭作用的消毒制剂。

7. 中效消毒剂（intermediate-efficacy disinfeetant） 能杀灭分枝杆菌、真菌、病毒及细菌繁殖体等微生物的消毒制剂。

8. 低效消毒剂（intermediate-efficacy disinfectant） 能杀灭细菌繁殖体和亲脂病毒的消毒制剂。

9. 灭菌（sterilization） 杀灭或清除医疗器械、器具和物品上一切微生物的处理。

10. 灭菌剂（sterilant） 能杀灭一切微生物（包括细菌芽孢），并达到灭菌要求的制剂。

11. 无菌保证水平（sterility assurance level，SAL） 灭菌处理后单位产品上存在活微生物的概率。SAL 通示为 10^{-n}。医学灭菌一般设定 SAL 为 10^{-6}。即经灭菌处理后在 100 万件物品中最多只允许一件物品存在活微生物。

12. 斯伯尔丁分类法（E.H.Spaulding classification） 1968 年 E.H.Spaulding 根据医疗器械污染后使用所致感染的危险性大小及在患者使用之前的消毒或灭菌要求，将医疗器械分 3 类，即高度危险性物品（criticali tems）、中度危险性物品（semi-critical items）和低度危险性物品（non-critical items）。

13. 高度危险性物品（critical items） 进入人体无菌组织、器官、脉管系统，或有无菌体液从中流过的物品或接触破损皮肤、破损黏膜的物品，一旦被微生物污染，具有极高感染风险，如手术器械、穿刺针、腹腔镜、活检钳、心脏导管、植入物等。

14. 中度危险性物品（semi-critical items） 与完整黏膜相接触，而不进入人体无菌组织、器官和血液，也不接触破损皮肤、破损黏膜的物品，如胃肠道内镜、气管镜、喉镜、肛表、口表、呼吸机管道、麻醉机管道、压舌板、肛门直肠压力测量导管等。

15. 低度危险性物品（non-critical items） 与完整皮肤接触而不与黏膜接触的器材，如听诊器、血压计袖带等；病床围栏、床面以及床头柜、被褥；墙面、地面、痰盂（杯）和便器等。

16. 灭菌水平（sterilization level） 杀灭一切微生物包括细菌芽孢，达到无菌保证水平。达到灭菌水平常用的方法包括热力灭菌、辐射灭菌等物理灭菌方法，以及采用环氧乙烷、过氧化氢、甲醛、戊二醛、过氧乙酸等化学灭菌剂在规定条件下，以合适的浓度和有效的作用时间进行灭菌的方法。

17. 高水平消毒（high level disinfeetion） 杀灭一切细菌繁殖体包括分枝杆菌、病毒、真菌及其孢子和绝大多数细菌芽孢。达到高水平消毒常用的方法包括采用含氯制剂、二氧化氯、邻苯二甲醛、过氧乙酸、过氧化氢、臭氧、碘酊等以及能达到灭菌效果的化学消毒剂在规定的条件下，以合适的浓度和有效的作用时间进行消毒的方法。

18. 中水平消毒（middle level disinfection） 杀灭除细菌芽孢以外的各种病原微生物包括分枝杆菌。达到中水平消毒常用的方法包括采用碘类消毒剂（碘伏、氯己定碘等）、醇类和氯己定的复方、醇类和季铵盐类化合物的复方、酚类等消毒剂，在规定条件下，以合适的浓度和有效的作用时间进行消毒的方法。

19. 低水平消毒（low level disinfection）　能杀灭细菌繁殖体（分枝杆菌除外）和亲脂病毒的化学消毒方法以及通风换气、冲洗等机械除菌法如采用季铵盐类消毒剂（苯扎溴铵等）、双胍类消毒剂（氯己定）等，在规定的条件下，以合适的浓度和有效的作用时间进行消毒的方法。

20. 有效氯（available chlorine）　与含氯消毒剂氧化能力相当的氯量，其含量用 mg/L 或（g/100ml）浓度表示。

21. 生物指示物（biological indicator）　含有活微生物，对特定灭菌过程提供特定抗力的测试系统。

22. 中和剂（neutralizer）　在微生物杀灭试验中，用以消除试验微生物与消毒剂的混悬液中和微生物表面上残留的消毒剂，使其失去对微生物抑制和杀灭作用的试剂。

23. 终末消毒（terminal disinfection）　感染源离开疫源地后进行的彻底消毒。

24. 暴露时间（exposure time）　消毒或灭菌物品接触消毒或灭菌因子的作用时间。

25. 存活时间（survival time，ST）　在进行生物指示物抗力鉴定时，受试指示物样本经杀菌因子作用不同时间，全部样本培养均有菌生长的最长作用时间（min）。

26. 杀灭时间（killing time，KT）　在进行生物指示物抗力鉴定时，受试指示物样本经杀菌因子作用不同时间，全部样本培养均无菌生长的最短作用时间（min）。

27. D 值（Dvalue）　在设定的条件下，灭活 90% 的试验菌所需的时间（min）。

28. 消毒产品（disinfection product）　包括消毒剂、消毒器械（含生物指示物、化学指示物和灭菌物品包装物）和卫生用品。

29. 卫生用品（sanitary products）　为达到人体生理卫生或卫生保健目的，直接或间接与人体接触的日常生活用品。

30. 菌落形成单位（colony forming unit）　在活菌培养计数时，由单个菌体或聚集成团的多个菌体在固体培养基上生长繁殖所形成的集落，称为菌落形成单位，以其表达活菌的数量。

31. 可追溯（traceability）　对影响灭菌过程和结果的关键要素进行记录，保存备查，实现可追踪。

32. 灭菌过程验证装置（process challenge device，PCD）　对灭菌过程有预定抗力的模拟装置，用于评价灭菌过程的有效性。其内部放置化学指示物时称化学 PCD，放置生物指示物时称生物 PCD。

33. A$_0$ 值（A$_0$ value）　评价湿热消毒效果的指标，指当以 Z 值表示的微生物杀灭效果为 10K 时，温度相当于 80℃的时间（s）。

34. 小型压力蒸汽灭菌器（table-top sterilizer）　体积小于 60L 的压力蒸汽灭菌器。

35. 快速压力蒸汽灭菌（flash sterilization）　专门用于处理立即使用物品的压力蒸汽灭菌过程。

36. 管腔器械（hollow device）　含有管腔内直径≥2mm，且其腔体中的任何一点距其与外界相通的开口处的距离≤其内直径的 1500 倍的器械。

37. 清洗效果测试指示物（test soil）　用于测试清洗消毒机清洗效果的指示物。

38. 冲洗（flushing）　使用流动水去除器械、器具和物品表面污物的过程。

39. 洗涤（washing）　使用含有化学清洗剂的清洗用水，去除器械、器具和物品污染物的过程。

40. 漂洗（rinsing）　用流动水冲洗洗涤后器械、器具和物品上残留物的过程。

41. 终末漂洗（end rinsing）　用软水、纯化水或蒸馏水对漂洗后的器械、器具和物品进行最终的处理过程。

42. 超声波清洗器（ultrasonic cleaner）　利用超声波在水中振荡产生"空化效应"进行清洗的设备。

43. 清洗消毒器（washer-disinfector）　具有清洗与消毒功能的机器。

44. 闭合（closure）　用于关闭包装而没有形成密封的方法。如反复折叠，以形成一弯曲路径。

45. 密封（sealing）　包装层间连接的结果（注：密封可以采用诸如黏合剂或热熔法）。

46. 闭合完好性（closure integrity）　闭合条件能确保该闭合至少与包装上的其他部分具有相同的阻碍微生物进入的程度。

47. 包装完好性（package integrity）　包装未受到物理损坏的状态。

48. 植入物（implantable medical device）　放置于外科操作造成的或者生理存在的体腔中，留存时间为 30 天或者以上的可植入型物品。

49. 湿热消毒（moist heat disinfection）　利用湿热使菌体蛋白质变性或凝固酶失去活性，代谢发生障碍，致使细胞死亡。包括煮沸消毒法、巴斯德消毒法和低温蒸汽消毒法。

50. 消毒供应中心（central sterile supply department）　医院内承担各科室所有重复使用诊疗器械、器具和物品清洗消毒、灭菌及无菌物品供应的部门。

51. 去污区（decontamination area）　消毒供应中心内对重复使用的诊疗器械、器具和物品，进行回收、分类、清洗、消毒（包括运送器具的清洗消毒等）的区域，为污染区域。

52. 检查、包装及灭菌区（inspection and packing sterilization area）　消毒供应中心内对去污后的诊疗器械、器具和物品，进行检查、装配、包装及灭菌（包括敷料制作等）的区域，为清洁区域。

53. 无菌物品存放区（sterilized articles store area）　消毒供应中心内存放、保管、发放无菌物品的区域，为清洁区域。

54. 去污（decontamination）　去除被处理物品上的有机物、无机物和微生物的过程。

55. 外来医疗器械（loaner instrumentation）　由医疗器械生产厂家、公司租借或免费提供给医院可重复使用的医疗器。

参 考 文 献

安培芬，白霞，赵双涛．医疗用品灭菌包装材料临床应用的进展．齐鲁护理杂志，2009, 15(19):42-44.

曹秋荣，李秀云，荆宝芳．消毒供应室无菌物品不同包装材料的成本及效益对比．中国民康医学，2008,
    20(14):212.

常香远，陈远芳，郝淑芹．供应室诊疗包不同包装材料灭菌效果及成本分析．护理管理研究，2008,
    22(12):3264-3265.

车莹．医务人员手卫生依从性现状及影响因素．当代护士，2012, 11:12-14.

陈耿杰．医院计算机信息管理系统的维护策略．电脑知识与技术，2019(9):289.

陈国清．消毒供应中心持续质量监测与分析．中国消毒学杂志，2012, 29(9):845-846.

陈瑛．机械三步清洗法清洗手术器械效果观察．护理学杂志，2011, 26(21):91-92.

陈颖，祝惠琴．应用持续质量改进提高手术室医护人员手卫生依从性．中华医院感染学杂志，2012,
    22(21):4820.

方莉．消毒供应中心集中式供应模式的实施体会．中华医院感染学杂志，2012, 22(20):4595-4596.

高玉华，王华生．床单位集中式消毒方法的探讨．中华医院感染学杂志，2009, 19(20):2738-2739.

胡佑锦，袁芳．供应室实习护生手卫生依从性存在的问题及对策．当代护士，2012, 10:167-168.

黄浩，成翼娟．医院消毒供应中心实用手册．北京：人民卫生出版社，2009.

黄进．标准化工作流程在消毒供应中心管理中的应用．现代临床护理，2012, 11(4):75-76.

黄靖雄．环氧乙烷灭菌．中华医院感染学杂志，2004, 14(12):1435-1439.

黄柳．加快人工智能医学应用开发步伐．中国医院院长，2017(7):60.

黄燕，丘惠萍，廖瑞芬．医疗器械清洗的研究进展．当代护士，2012, 9:16-18.

霍孝蓉，荣瑾．医院消毒供应中心（室）知识问答．南京：东南大学出版社，2007.

解放军总医院．医院感染预防控制工作指南．北京：解放军总医院医务部医院管理研究所感染管理与疾
    病控制科编印，2013.

孔祥溢，王任直．人工智能及在医疗领域的应用．医学信息学杂志，2016, 37(11):2-5.

李惠玲．建立集中式消毒供应中心与控制医院感染相关性．当代医学，2012, 18(25):8-9.

李六亿，陈菁．医疗器械的清洗与去污．中华医院感染学杂志，2007, 17(11):1458-1460.

李文星，唐军，屈艺，等．人工智能在医学教育中的应用和发展．成都中医药大学学报（教育科学版），
    2019, 21(1):17-18.

梁利．再生医疗器械清洗国内简况．实用医药杂志，2010, 27(03):271-272.

刘承军，邹佩珍，郭国斌．消毒供应中心信息管理系统在质量管理中的作用．中华医院感染学杂志，
    2012, 22(19):4310-4311.

刘敏，曹华，尹芳．消毒供应中心工作人员洗手与消毒手效果比较．中国消毒学杂志，2012, 29(9):847.

刘睿峰，夏宇，姜玉新．人工智能在超声医学领域中的应用．协和医学杂志，2018, 9(5):453-457.

刘燕玲，张秀芳，吴鸿雁，等．医用无菌物品包装材料的应用于研究进展．中华医院感染学杂志，2010,
    20(20):3258-3260.

刘玉树，梁超会．医院消毒供应中心岗位培训教程．北京：人民军医出版社，2013.

糜泽花，钱爱兵．智慧医疗发展现状及趋势研究文献综述．中国全科医学，2019(6):64.

丘秋香．消毒供应室集中管理后在优质护理中的保障作用．管理·教育·教学，2012, 10(27):386-387.

邱素红，孙雪莹，高玉华，等．实施压脉带集中清洗消毒控制医院感染．中华医院感染学杂志，2010,
    20(20):3164-3165.

孙波，胡旭东．手术器械包装材料的使用现状．护理学报，2012, 19(3B):18-20.

孙雪莹，邱素红，高玉华，等．压力蒸汽消毒器消毒床单位的操作规程及质控管理．中华医院感染学杂志，

2010, 20(6):823-824.

王芳，张春英.供应室下送人员洗手依从性影响因素及干预措施.泰山医学院学报，2011, 32(12):934-935.

王华生，张志君.医用消毒供应专业知识问答.北京：北京科学技术出版社，1998.

王瑞华.加强供应室手卫生.中国社区医师·医学专业，2012, 25:354.

魏华.医院感染学应试指南.北京：人民军医出版社，2001.

肖艾萍，王建凤，张桂兰.消毒供应室器械清洗技术新进展及应用.中外医学研究，2011, 9(13):158-159.

谢月华.一次性医用无菌物品的信息化管理.按摩与康复医学，2012, 3(10):226.

熊瑶，陈敏.人工智能在医疗领域应用现状探讨.医学信息学杂志，2018(4):24-28.

徐文娟，蒋礼恒，李薇雪.清洗剂研究进展.中华医院感染学杂志，2011, 21(9):1939-1940.

徐玉聪.纸塑包装材料与传统棉布的比较.中国护理杂志，2007, 4(11):85-86.

杨华明，易滨.现代医院消毒学.2版.北京：人民军医出版社，2009.

杨华明，易滨.最新医院消毒中心管理规范与质量控制.北京：人民卫生出版社，2010.

袁园.医疗器械清洗效果监测及清洗质量的改进.中华医院感染学杂志，2011, 21(24):5237-5238.

曾凡莲，秦静茹，将立香.探讨特殊感染器械、器具和物品的处置措施.内蒙古中医药，2012, 7:158-159.

张俊英，曹征豫.不同类型包装灭菌效果比较.中国社区医师·医学专业，2011, 29:202.

张梅，富秀玉，王晓祺.供应室人员洗手依从性影响因素及干预措施.中华医院感染学杂志，2011, 21(4):750-751.

张琪.人工智能的发展及其在医学领域中的应用.电子技术与软件工程，2016(20):259.

张青，高宏.全自动清洗消毒器清洗效果的研究.中华医院感染学杂志，2012, 22(16):3592-3594.

张旭物.联网技术背景下医院信息管理系统的建设与应用.网络安全技术与应用，2019(7):265.

赵志华.分散式供应室消毒供应中心转型中关键工作环节再造及管理.中国误诊学杂志，2011, 11(36):9030-9031.

中华护理学会.消毒供应中心管理指南.北京：科学技术文献出版社，2006.

周刚，李希兰，古渝屏.五种医用包装材料阻菌效果试验分析.现代医药卫生，2007, 23(1):30-31.

周慧明.人工智能的发展及其在医学领域的应用前景.经贸实践，2018(12):333-334.

周妍，叶美英.无纺布与棉布包装医疗物品压力蒸汽灭菌效果的观察.中国消毒学杂志，2008, 25(6):696.

朱海燕，陈静.集中式管理对供应室服务质量的影响.卫生政策与管理，2012, 50(6):121-122.